あなたは、自分を大事にしていますか？

そんな余裕がないという方、
ぜひ、その場で深呼吸をしてみてください。

深呼吸は、自分自身をいたわり、
身体と心を整える「養生」の第一歩です。

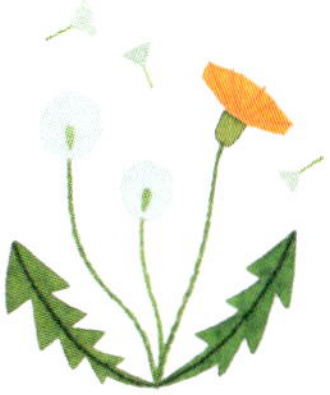

心がしんどくなったとき。
嫌なことがあったとき。

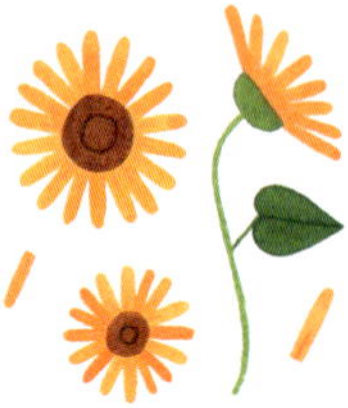

2分間だけ、違うことをしてみてください。
一刻も早く嫌な記憶を忘れるためです。

「頑張らない」ということも養生なのです。

よい食事。

髪の毛１本、爪１枚、健康も不健康も、
すべて私たちが食べたものから作られます。

そう、食べることは、
生きることでもあるのです。

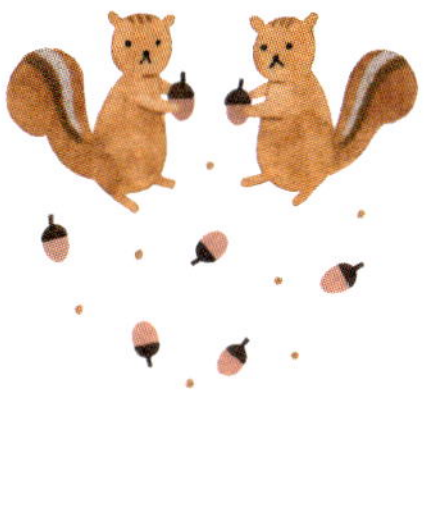

よい睡眠。よい休息。

10分でも早く寝るという心がけ。

あらゆる不調に効くのは、
実は、何をもってしても
まずは睡眠が大切です。

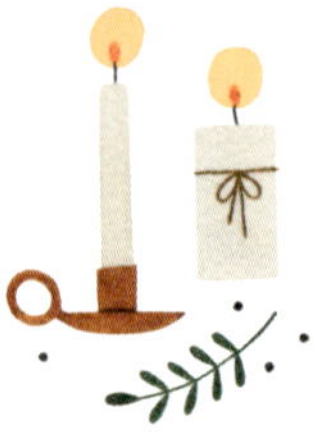

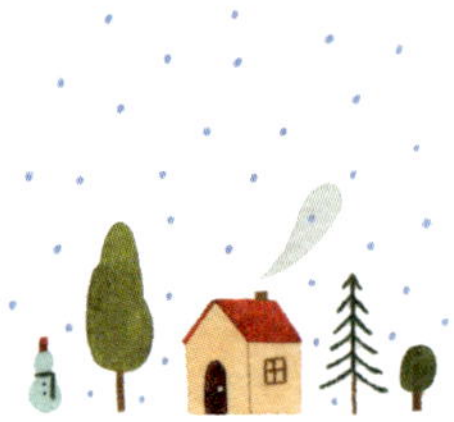

養生とは。

好きなときに好きなことをしても、
食べたいときに食べたいものを食べても、
びくともしない身体を作ること。

禁止を作ることではありません。
ゆるく生きましょう。
あなたもそんな「漢方生活」を、始めてみませんか？

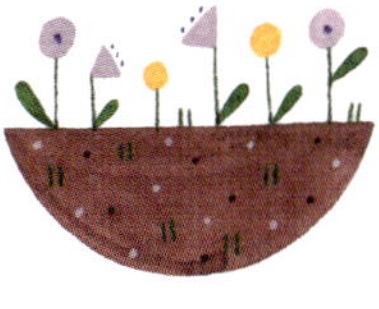

櫻井大典先生の

ゆるゆる漢方生活

こころとからだに効く！

漢方家
櫻井大典

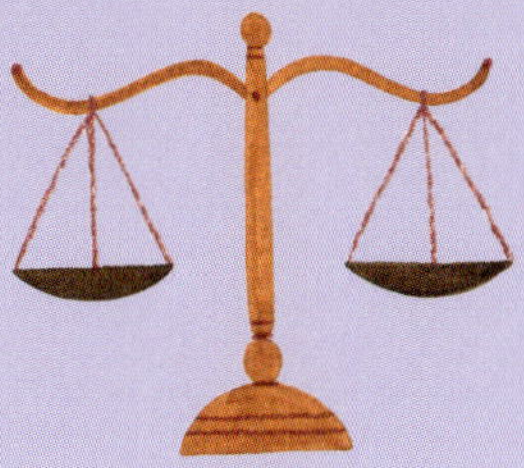

もくじ

第3章 食べること

第4章 眠ること、休むこと

第5章
季節の養生
—知識編—

第6章

症状別 こころとからだの不調の整えかた

第1章

暮らすこと、動くこと

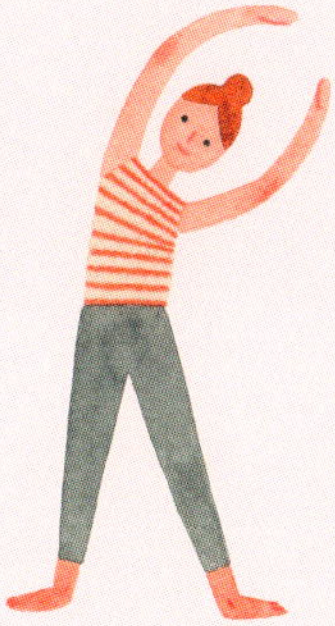

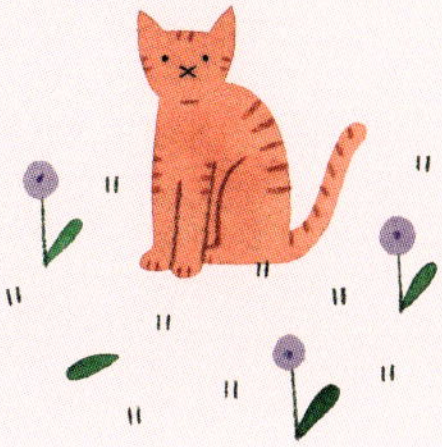

生き生きとした暮らしを送るために、中医学（P246参照）の視点から身体をいたわる養生法をご紹介します。呼吸の仕方や正しい姿勢、ちょっとした習慣など。簡単なことですが、確実に毎日が変わってくるはずですよ。

散歩しよう

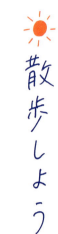

強いプレッシャーを感じたり、追い込まれるような辛い状況にあるとき、よく「息がつまるようだ！」と表現しますね。中医学的には、このような状況にある人を、文字通り「気がつまっている」状態にあると考えます。

「気」とはエネルギーですから、身体の各部を正常に動かす働きを持つとともに、メンタル面での安定にも関係しています。このエネルギー（気）がつねに体内を滞りなく、スムーズにめぐることで、隅々までエネルギーが行き渡り、胃腸が動き、心臓が動き、肺が動き、身体が動き、そして情緒も安定するのです。

したがって、ひとたびこの流れが滞ると、「気がつまっている」状態になり、呼吸がしづらくなったり、胃腸がうまく動かなくなったり、そのためにガスが溜まりやすくなったりします。当然、メンタル面も不安定になります。

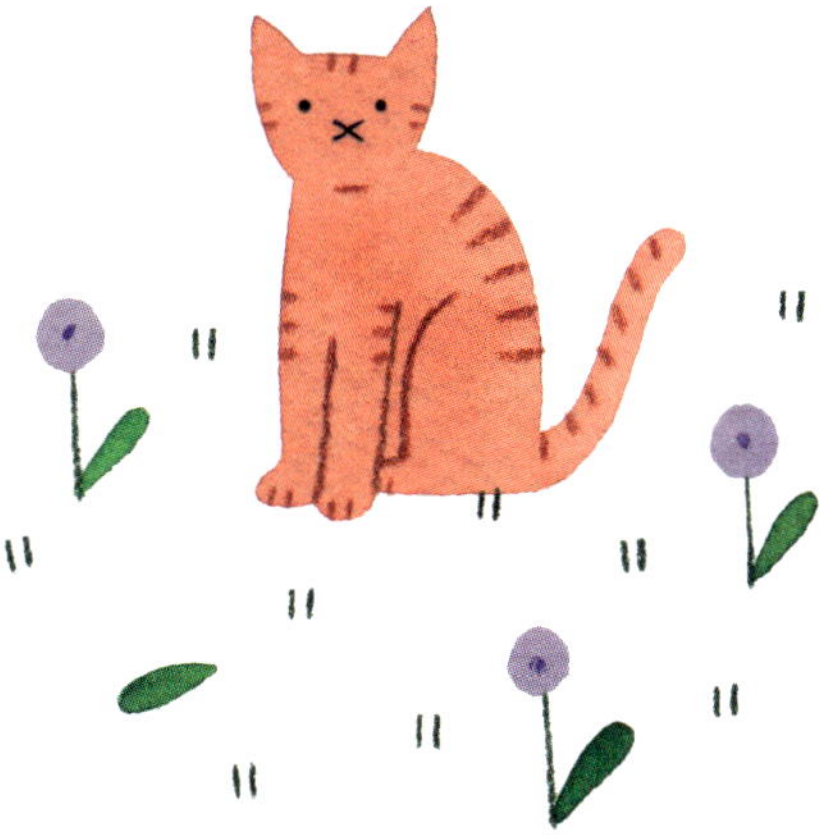

また、気をめぐらせるには、〝物事に集中しすぎないこと〟。仕事に没頭するのも大切ではありますが、そればかりでは身体の気がまわっていきません。たとえば、ゆったりと全身の力を抜いて歩くことなどが、気をめぐらすためには、とても有効です。

中医学の古典を読みますと、「スムーズな気の運行を促すには、朝起きて庭をゆったりと散歩するのがよい」と書かれています。また、「そのときはゆるい服装、ゆるい髪型を心がけよ」とあります。

息がつまる、苦しくなるような状況が続い

たら、ぜひ、散歩をしてみてください。

そして、そのとき、できるだけ自然に触れてほしいのです。何も、わざわざ森や山に行かなくても構いません。近所の公園で十分です。悲しくなったときは木や花などに触れるのがよいでしょう。そして、恐怖心が止まらないときは土に触れてみてください。また、イライラするときは石に触れるのがおすすめです。なぜなら、中医学でこれらの感情と自然はつながっていると考えるためです（中医学の根幹をなす「五行論」（p246参照）という自然哲学では、怒りは「木」に属し、思いは「土」に属し、悲しみは「金」に属し、喜びは「火」に属し、恐れは「水」に属すと考えます）。

ゆったりと散歩をして、自然に触れることで、スムーズな気のめぐりを取り戻しましょう。

櫻井先生のひとこと

辛くなったら、ゆるく過ごして自然に触れよう。

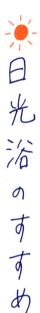

日光浴のすすめ

中医学では、太陽はあらゆる邪気《じゃき》から身を守るといわれています。

邪気とはなんでしょうか。

季節ごとの天候には、「風、寒、暑、湿、燥、火」という6つの自然現象があるとされます。これらの自然現象が、それぞれの時期によって正常に働いていれば、問題ありません。ところが、暑すぎたり、寒すぎたり、その程度が過剰になると、「六淫《りくいん》の邪気《じゃき》」と呼ばれるものに変化し、人体に害を及ぼすようになると考えるのです。

これらの邪気のうち、もっとも代表的なものに、風邪《ふうじゃ》があります。「カゼ」ではなく、「ふうじゃ」と読みます。

風邪《ふうじゃ》は、「身体の隙間から入り込み、変化が早く、その影響は広い範囲に及び、

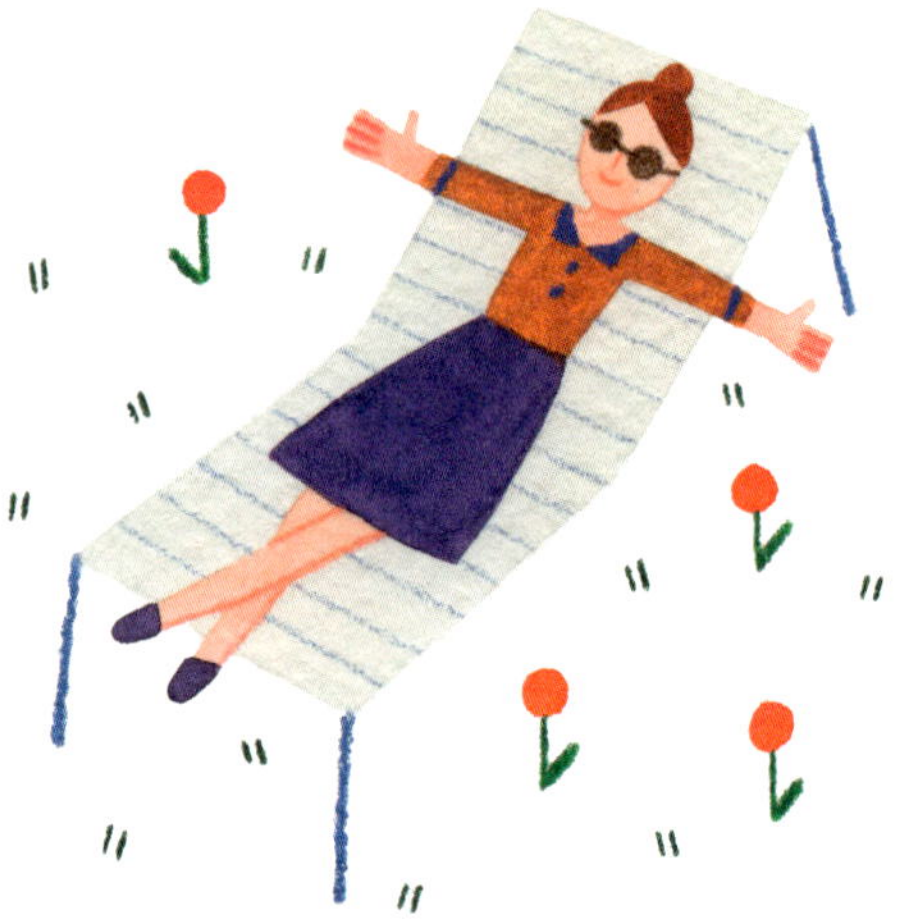

物体の表面を襲い、上に舞い上がる」という性質を持っています。また、風邪《ふうじゃ》は他の邪気である熱邪《ねつじゃ》や寒邪《かんじゃ》などを伴いやすいため、多くの場合、冷えや熱、炎症などの症状を併発します。たとえば、流行性の感冒やインフルエンザは、まさにこれ（風邪《ふうじゃ》）に該当。のどが痛いと思ったらすぐにブルッと寒気がして、たちまち発熱……。短時間で症状が変化して全身に症状が現れ、感染力が非常に強い。そんな風邪《ふうじゃ》の特徴を、みなさんも身をもって知っていることと思います。

また、熱中症などは、まさに火邪《かじゃ》に襲われ

た状態といえるでしょう。そして、梅雨の時期などに、下痢や軟便、嘔吐などの症状が見られるのは、湿邪《しつじゃ》に襲われた状態と考えることができます。

さて、これらの邪気からみなさんの身体を守っているのが、「衛気《えき》」と呼ばれる陽気《ようき》です。陽気とは、身体を温め、防衛し、活動させるためのエネルギーそのもの。陽気は、つねに身体の中と外をめぐって、身体を守っています。

また、陽気の大元が太陽である、という点が大きなポイント。つまり、日光をしっかりと浴びることとは、外からの変化、つまり邪気から身を守るために、とても大事なことなのです。

ですので、あえて日光浴をすることはおすすめなのです。

櫻井先生のひとこと

貪欲に日光浴をしよう！

足りていない、苦味をとろう

昨今は、ペットボトル入りの緑茶が普及し、手軽に緑茶が楽しめるようになりました。その反面、急須で茶葉から淹れた緑茶を飲む人は少なくなっています。ペットボトル飲料は、その手軽さをはじめとして、よい点も多くありますが、急須を使って茶葉から淹れたお茶と比べて、「苦味」の点で違いがあるように思います。そしてその「苦味」こそが、薬膳の考えでは重要なのです。

薬膳では「五味《ごみ》」（p249参照）といって、酸味《さんみ》、苦味《にがみ》、辛味《からみ》、甘味《あまみ》、鹹味《かんみ》（しょっぱい味）には、それぞれの働きがあると考えます。たとえば苦味には、余分な熱を冷ます作用、不要なものを排泄する作用、体内の余分な水分や老廃物を排出する作用、興奮を鎮静するなどの作用があります。そのため、気分が不安定になりがちな方は、日々の食事の中に、苦味が足りていない場合が多く見られます。

緑茶はこの苦味を補うために、非常におすすめな飲みものなのです。

ほのかな苦味を持った緑茶は、それだけで薬になるほどに、さまざまな効果があります。中医学では、「生津《せいしん》」(うるおいを生む)、「止渇《しかつ》」(渇きをいやす)、「清熱《せいねつ》」(炎症をしずめる)、「解毒《げどく》」(毒を消す)、「利頭目《りとうもく》」(目をスッキリさせる)、「除煩《じょはん》」(イライラをしずめる)、「安神《あんじん》」(気持ちを落ち着ける)などの作用があると考えられています。

苦味を持つ食材は、その他にも、みょうがや蓮の実、ゴーヤなどがありますが、手に入りやすさを考えると、緑茶はダントツかもしれません。

ただし、食後すぐに緑茶を飲むのは、鉄分の吸収を阻害するため、注意が必要。できれば、3時のティータイムなどに、緑茶習慣をはじめてみませんか?

櫻井先生のひとこと

急須かティーバッグで、茶葉から淹れた1杯を。

深呼吸の大切さ

私が学生のころ、代替医療の教授に、こんなことを言われたことがあります。

「長生きしたいなら息をしなさい」

一瞬、「は？」となった私でしたが（笑）、教授の続けた言葉を聞き、深く納得したものです。教授は、このように言いました。

「細胞も呼吸しています。酸素が届かず、二酸化炭素がきちんと回収されないと、細胞も老化していくのですよ。人は、ついつい呼吸が止まっている場面が多い。特に、何かに集中しているときなどは、無意識にうっかり呼吸が止まっているものです。


呼吸が止まっているとき、それぞれ１回ずつは大した時間でなくとも、それらが一生分積み重なると、かなりの長時間、息を止めていることになりますね。つまり、それだけ細胞が老化してしまうんです。

ですから、しっかり呼吸して長生きしてください」と。

中医学でも、呼吸はとても重要です。

人は呼吸によって自然の大気に満ちているエネルギー「清気《せいき》」を体内に取り込み、自らのエネルギーの一部に変換していると考えるからです。

呼吸をするには、「五臓《ごぞう》」（p246参照）の肺《はい》が空気を取り込み、次に、腎《じん》によって身体の奥深くまで引き込む必要があります。

したがって、呼吸が浅い人は、肺だけでなく腎が弱っていると考えます。

ただし、中医学が指す腎は、西洋医学のいう腎臓そのものとは少し違います。

腎とは、成長や発育、生殖を司り、ホルモンの分泌や、知能、知覚、運動系の発達と維持に関与して、人体の生命力の源ともいえる場所。また、身体を温めると同時に、うるおい（水分）の貯蔵庫としての役割も担います。

そして、栄養の合成と生成にも関わるため、腎が弱ると、足腰が弱り、知能や体力の衰えを感じるようになってしまいます。

深く呼吸するためのポイントは、まず、しっかり息を吐ききること。

その上で、吸った空気が背骨を通って、骨盤の内側に充満していくようなイメージを持つこと。そのとき、肩が上がらないよう、しっかりお腹で息をするようにしてみてください。もうひとつのコツは、吐く息とともに、こめかみの力を抜くようにイメージすることです。きっと、全身の力が抜けることでしょう。

ぜひ、日常的に、深呼吸する〝クセ〟をつけるようにしてください。何かに行きづまったとき、集中する時間が続いたとき、トイレに立ったとき……。何かにつけて、意識的に深呼吸してみましょう。

櫻井先生のひとこと

朝起きたとき、お昼休み、寝る前の3回、深い呼吸をしてみよう。

正しい姿勢のすすめ

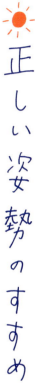

正しく呼吸するために不可欠なもの。

ズバリ、それは姿勢です。

まず、自分が猫背になっていないかどうか、普段から鏡を見るなどして意識しましょう。猫背になっていると、肺が閉じてしまいますので、知らず知らずのうちに呼吸が浅くなってしまいます。したがって、顎を引き、むやみやたらに胸を張るのではなく、上に引き上げるようなイメージで、まずは猫背を解消していきましょう。

では、「正しい姿勢」についてご説明します。

❶まず、座ってみてください。

椅子に座る場合は、背もたれに触れないよう、浅めに座るようにしてください。

床に座る場合は、両足首を太ももの上にのせて、あぐらをかくように足を組んだ状態にします。両足首が難しければ、片方だけでも結構ですし、正座でも構いません。そして、座布団を折ったものか、厚めのクッションなどをお尻の下に敷いてください。なぜなら、お尻をちょっと浮かせることで、背筋がきれいなカーブを描くようになるからです。両足を組んだ場合は、両膝が床につくようにすると正しく座れています。

❷次に、座った状態で息を吐ききりましょう。

そして、息をゆっくりと吸いながら、両手を上に伸ばします。精一杯伸ばして、「もう伸びない！」と感じるところまで伸ばしたら、そのまま息を吐きながら身体を前に倒していきます。

椅子に座っている場合は、上半身が90度まで折れたところで顔を起こしましょう。床に座っている場合であれば、上げている両手が床についたら、顔だけを起こしてください。そして、両手をもう一度上げながら、ゆっくりと身体を起こします。

これで背筋が伸び、「適度なカーブを描いた正しい姿勢」になります。

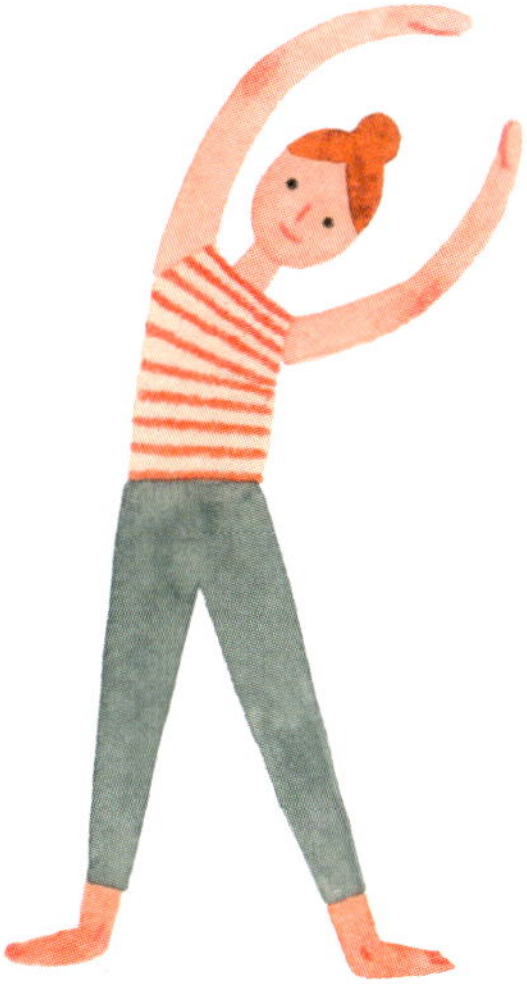

この姿勢を保つことで、しっかりと自然の「気《き》」（空気）を身体の奥まで引き込むための道筋が作られるのです。これが、正しい呼吸の第一歩となる、正しい姿勢です。呼吸がラクにできるようになっていることが実感できるはずです。

櫻井先生のひとこと

元気の基本は深呼吸。気分を整えるにも深呼吸です。

正しい呼吸法

「深呼吸の大切さ」と、「深呼吸をするための正しい姿勢」をお伝えしてきましたが、次は具体的に正しい呼吸法についてお話ししたいと思います。

正しい呼吸法のコツは、〝吸うのではなくて引き込む〟イメージを持つこと。

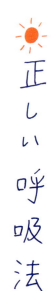

正しい姿勢を作り、ゆっくりと口から息を吐ききったら、今度はゆっくりと〝引き込むように〟鼻から空気を吸い込んでください。そして「もう吸えない！」と感じるところまで吸い込んだら、今度は、いったん息を止めて、ゆっくり5秒を数えます。それからまた最初に戻って、ゆっくりと口から息を吐ききりましょう。

はじめの数回は、この呼吸法をくり返し、次は、逆に呼吸法を意識せず、普通に呼吸してみます。そのとき、頭の中で「吸って〜、吐いて〜」と、声に出さずにくり返してみてください。この呼吸を続けていると、頭の中にいろいろな雑念や感情が湧いてくるかもしれません。なぜなら、身体と心が落ち着いて、自然と、意識が心の内に向いた状態になるためです。

ここで、重要なポイントをお伝えします。今度は、頭の中に湧いてくる雑念や感情をいちいち追わないようにして、ただ俯瞰《ふかん》で眺めるようにしてください。

つまり、あらゆる雑念や感情を、そのまま受け止めるようにするのです。たとえば、ちょっとした焦燥感も、「焦っているな」。悲しい記憶が湧いてきたら、「悲しんでいるな」。「ブーン」と音を立てる冷蔵庫の音が気になったら、「冷蔵庫の音が気になったな」といった具合です。

湧き上がってくるすべての感情や思考を、まるで淡々とラベルを貼るように、ただ受け止めることだけに徹します。

仮に、何かの感情や雑念に意識がからめとられてしまったとしても、そんな自分に「意識がからめとられているな」とラベルを貼って、再び呼吸に意識を戻すだけです。そのときも、頭の中で「吸って～、吐いて～」をくり返しましょう。

はじめは、2分も持たないかもしれません。しかし、1週間も続けると、それが5分になり、根気よく2週間も続けられたころには、20分になっているかもしれません。

そうして、自分の頭の中に湧き上がる感情を受け止め続けていると、心のザワザワが、まるで静かな湖面のように落ち着いてくることが実感できるはずです。

1日1回、寝る前でも起きたときでも結構ですので、正しい姿勢で呼吸し、あらゆる感情や思考を〝受け止める習慣〟を身につけてみてください。

櫻井先生のひとこと

考えや感情を追わない。受け止めるだけ。

コーヒーブレイク

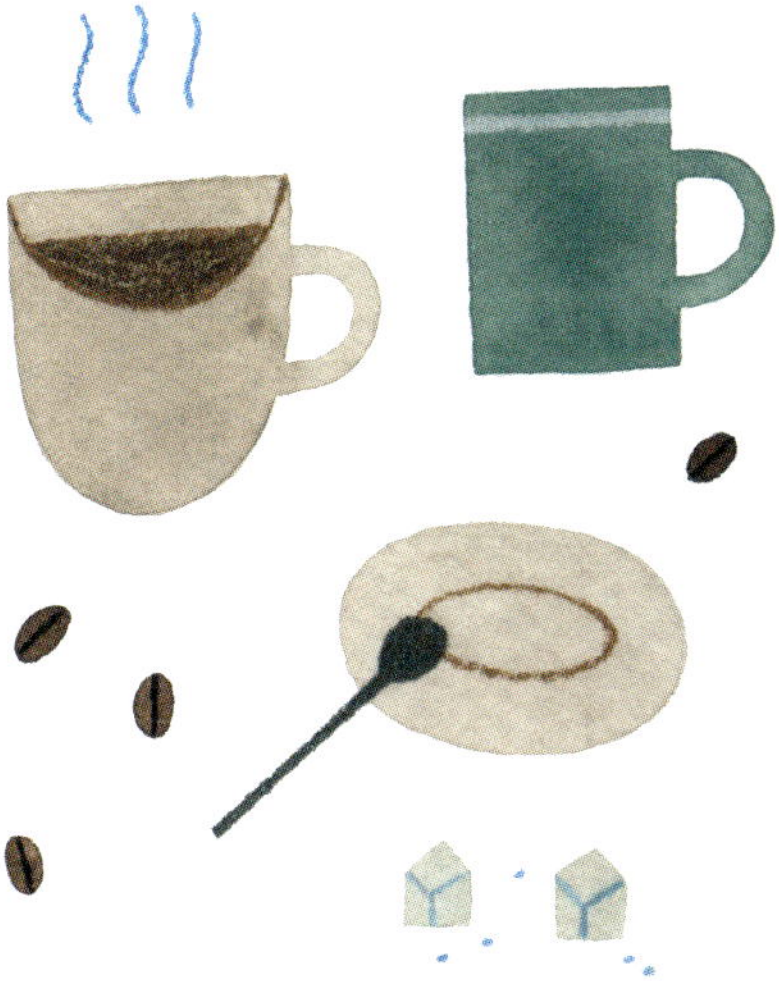

朝起きたら、まずは豆から挽いた香りのよいコーヒーを飲み、一息つく……。そんなコーヒー党の方も多いかと思います。私もコーヒーが好きで、お気に入りの豆を買ってきては、ガリガリと挽いて楽しんでいます。

身体によくないというイメージを抱かれがちですが、最近では、コーヒーが持つ循環器系、消化器系の保護作用などにも注目が集まっています。つまり、コーヒーは決して身体に悪いものではない、ということです。

薬膳の視点で見たコーヒーの効能には、次のものがあります。

❶気分を落ち着ける作用
❷頭をスッキリさせる作用
❸利尿作用
❹お酒の毒を抜く作用

また、コーヒーは温性なので、適度に飲む限りでは、身体を冷やすこともありません。

ただし、飲みすぎはいけません。過剰に摂ると、これらのよい作用が逆に災いして、体内の必要なうるおいまでも消耗してしまい、乾燥を助長してしまいます。なので、肌や髪の毛が乾燥しがちな方、あるいは喉や口がよく渇くような場合も、ひかえめにするほうがよいでしょう。また、温めるということは、熱を助長することにもつながるので、肌の炎症がある場合やのどが痛い、目のかゆみが強い場合なども避けたほうが無難です。

たくさん飲むと、うるおいを消耗してしまうだけでなく、イライラしやすくなったり、興奮しやすくなったり、熱がこもったりと、害が目立つようになってしまいます。コーヒーの特性を知って、適切な付き合い方をするとよいでしょう。

中医学では、よい香りにはリラックス効果があると考えられています。たとえば、「コーヒーの味は苦手だけど、香りは好き」という方もいらっしゃるかもしれませんね。よい香りのコーヒーを淹れるには、炒りたての豆、挽きたての粉を使ったものがおすすめです。

香りは時間が経つと薄くなってしまうので、淹れたら早めに楽しみましょう。コーヒーの味や香りにはたくさんの種類があるので、お気に入りのものを見つけて、リラックスタイムに少しずつ飲むようにしてください。

櫻井先生のひとこと

コーヒーは1日1〜2杯を目安に。楽しいコーヒーブレイクを！

香りで気をそらす

何かから意識をそらしたり、集中している矛先を別のことに向けることを、一般的に「気をそらす」といいます。

この「気をそらす」ことがうまくできなくなってしまった状態、気がそれなくなってしまった状態を、中医学では「気滞《きたい》」と呼びます。

この気滞に陥ると、メンタル面では、イライラしたり、落ち込んだり、情緒が不安定になったり、ひとつのことが気になって、気をそらすことができなくなります。また、身体面では、お腹にガスが溜まったり、脇腹が張って痛くなったり、偏頭痛が起きたりします。

そこで、気滞に陥ったあなたを助けてくれるのが、香りです。

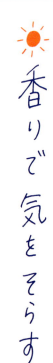

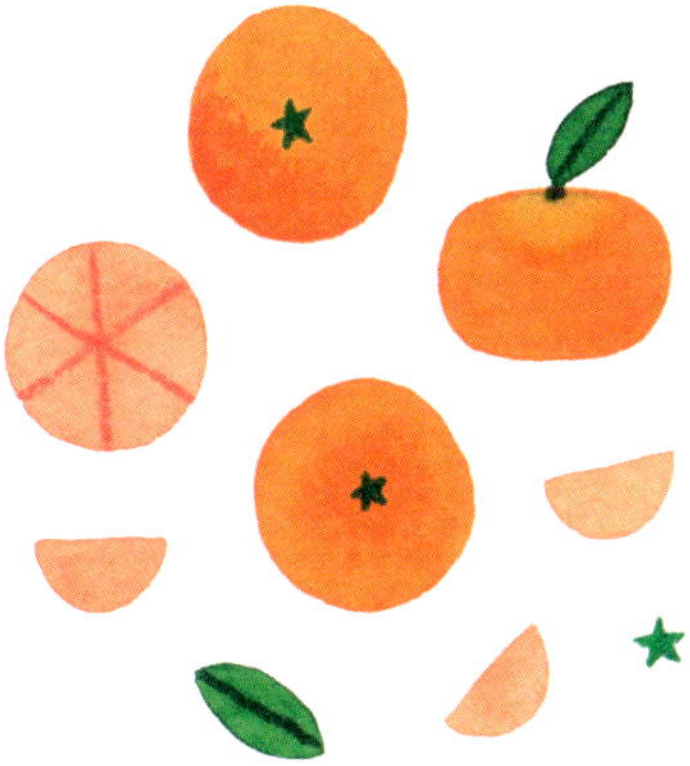

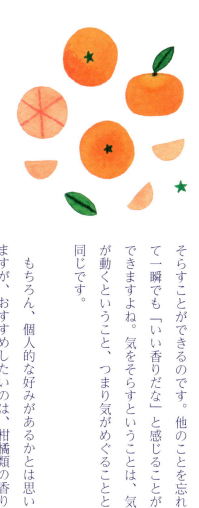

ふっとよい香りをかいだとき、嫌なことを一瞬でも忘れた覚えのある人は多いはずです。つまり、香りをかぐことで、意識的に気をそらすことができるのです。他のことを忘れて一瞬でも「いい香りだな」と感じることができますよね。気をそらすということは、気が動くということ、つまり気がめぐることと同じです。

もちろん、個人的な好みがあるかとは思いますが、おすすめしたいのは、柑橘類の香りです。みかんの皮は、洗って干しておけば陳《ちん》皮《ぴ》という生薬《しょうやく》になります。あまりに身近なものでwords驚かれるかもしれませんが、これは気をめぐらせるための、代表的な生薬なのです。できれば無農薬のものがよいですね。緑茶に加えてお茶として飲むのもいいですよ。

「柑橘系はちょっと苦手」という人は、自分が心地よいと感じる香りであれば、何でも結構です。たとえば、ハッカの香りやバラの香りなどもおすすめです。できれば、普段から自分の好きな香りを見つけておきましょう。

イライラしたり落ち込んだりしたら、意識的に自分の好きな香りをかぐ。そうすることで、ふっとその香りで気がそれて気がめぐり、リラックスすることができるでしょう。

櫻井先生のひとこと

気分は香りで変えられる。

運動すること

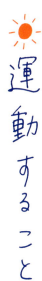

みなさんは、いわゆる〝適度な運動〟をすすめられた経験はありませんか？　ほとんどの疾患の予防、症状の軽減のために、医者は「適度な運動をしてください」と、アドバイスをしますね。これは中医学の世界でも同じです。それでは、なぜ〝適度な運動〟がそれほどまでに大切なのでしょうか。

私たちが活動できるのは、血流が身体の隅々までめぐって栄養と酸素を運び、不要になった二酸化炭素を回収しているからです。この働きによって、細胞や組織がしっかりと活動できるようになるのです。

ただし、心臓の力だけでは、身体の隅々まで血を行き渡らせることはできません。手先や足先など、末端の流れが悪くなってしまいますし、心臓自体にも大きな負担がかかります。そもそも、静脈には筋肉がないので、心臓からの圧力と周りの筋肉の動きと静脈内にある弁の働きで血は心臓へ戻されています。

そこで、〝適度な運動〟が必要になってくるというわけです。運動をすることによって自然と筋肉が動きます。筋肉が動くと血流もめぐるのです。


動かないでいると血がめぐらない、という考え方は、中医学でも同じです。

中医学では、身体をめぐるエネルギーである気において、「推動《すいどう》作用」という働きがあり、これが、身体中のいろいろなものを動かしていると考えます。

いろいろなものとは、血流、心臓の働き、そして私たちの運動まで、すべてです。動くことで気がまわり、そしてその気の動きに乗じて、血もめぐるようになるのです。


したがって、気が消耗、また不足した状態でいると、自然に血流も悪くなります。その理由としては、ストレスなどによる気の使いすぎ、文字通りの精神的な気の遣いすぎ、もしくは、食事が偏っていてそもそも気が作られていない、呼吸がしっかりできていない、太陽にちゃんとあたっていない、などが考えられます。

ここでいう「気」とは、

❶消化を担う「五臓《ごぞう》」の脾《ひ》（p248参照）で、飲食物から作られるもの
❷呼吸によって、自然の大気が持つエネルギーから作られるもの

のふたつがあります。

それらの一部は、生命活動の源として、腎《じん》に蓄えられることとなりますが、このふたつのどちらに問題があったとしても、気が不足してしまいます。消化の役割を担う脾が弱っていても、蓄える役割を担う腎が弱っていてもいけません。

消化を担う脾を弱らせる食べものに、「肥甘厚味《ひかんこうみ》」といって、脂っこくて味が濃いものと甘いもの、そして「生冷食《せいれいしょく》」と呼ばれる、火が通っていない生もの、体温よりも冷たいものなどがあります。これらを摂りすぎると、気の製造工場である脾が弱って、気が不足してしまうといわれています。

また、深い呼吸ができていない場合も、自然の大気から気を作り出すことができないため、気が足りなくなってしまいます。

人は集中していると、ついつい呼吸が止まってしまうものです。

また、緊張が続くと、当然、呼吸は浅くなります。

そんな状態が続けば、私たちの身体は、十分な気を作り出すことができません。

意識的な深呼吸というものが、この点からも、大切なポイントになってくるわけです。

腎は、人の成長、発育、生殖を担う、まさに生命力の源を蓄える場所で、過労、セックス過多、歩かなすぎ、そして立ちっぱなし、あるいは下半身を冷やすことによって弱ってしまいます。

〝適度な運動〟の筆頭として挙げられるウォーキングは、歩くだけで呼吸を整えることができますから、気を生み出すことにつながります。また、骨を通して、腎に適度な刺激を与えることができるため、気を蓄える力をつけることにもなり、一石二鳥です。

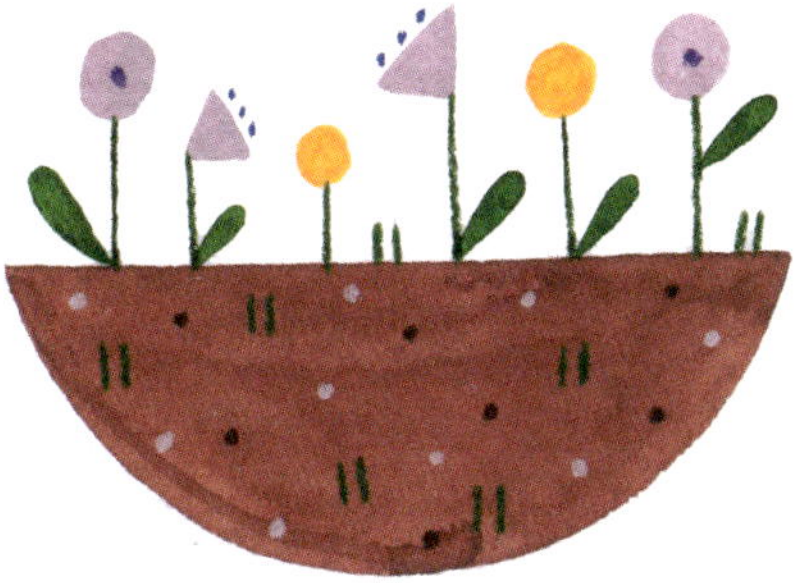

櫻井先生のひとこと

身体中の気と血をめぐらせるために、運動は不可欠。

お風呂のすすめ

山のようにある仕事をこなして、ようやく帰宅……。そんな疲れた日は、お風呂に浸かってゆっくり身体をほぐしてリラックスする人も多いのではないでしょうか。

日本人は、特にお風呂が好きですね。今ではかつてほどの銭湯文化はなくなってしまいましたが、その代わりに、スーパー銭湯などがたくさんできています。時代が変わっても、お風呂に入る習慣はなくならないようです。

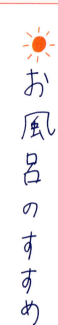

中医学でも、冷えの解消やリラックスに、お風呂はとてもよいと考えます。

寒い時期は、体温を維持するだけでもエネルギーを消耗しますし、身体がこわばり、血流も悪くなってしまいます。冬場はもちろん、夏場の冷房で冷えた身体を温めるためにも、シャワーですませるのではなく、きちんと湯船に浸かること

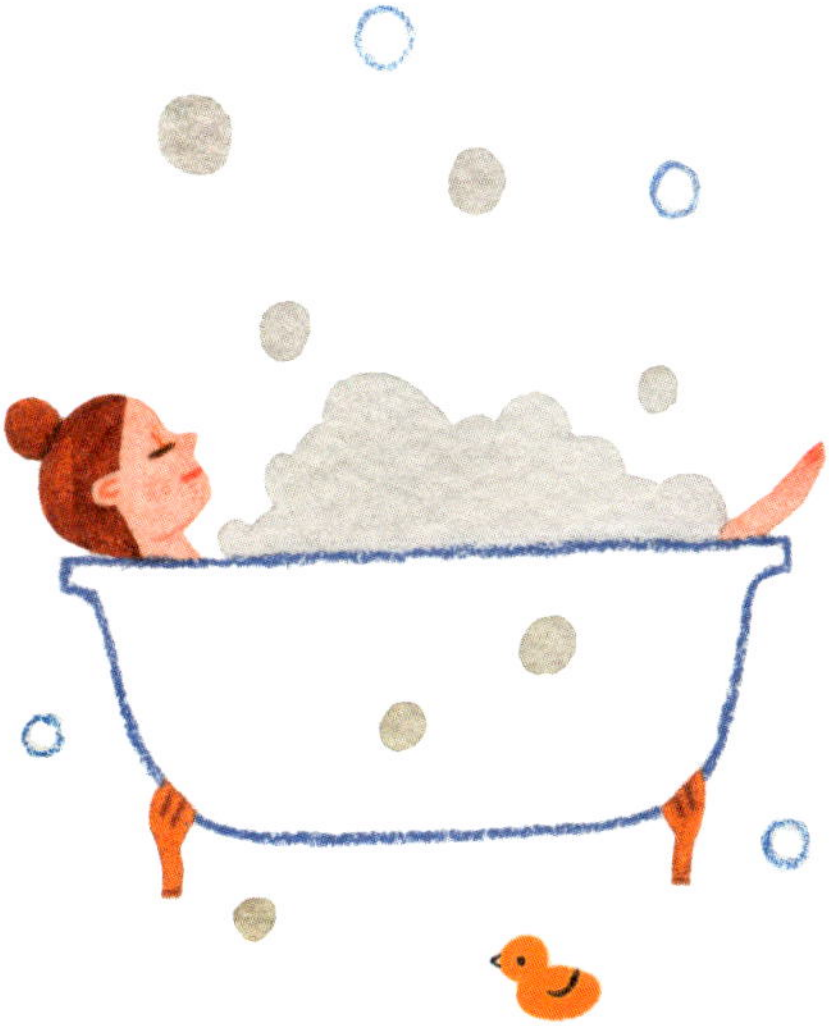

は大切なのです。
ただし、熱すぎるお風呂や長風呂は、逆に、身体によくありません。

まず、温度の高すぎるお湯に浸かると、必要な皮脂まで流れてしまいます。すると肌は乾燥しやすくなってしまうのです。また、お風呂に長く浸かりすぎると、過剰な汗をかくため、大事なうるおいを必要以上に失ってしまうことになります。

そもそも、中医学の考えでは、汗も大切な身体のうるおいの一部なのです。中には、たくさん汗をかくことを、「老廃物が出てよい」と考えたり、ダイエットやむくみ解消になると考える方もいらっしゃるでしょう。もちろん、余分な水分が溜まっている場合の適度な発汗は、よいと思います。この場合、適度な発汗とは、じんわり汗をかく程度。それ以上になるとやりすぎなのです。うるおいと皮脂を失い、乾燥を助長します。乾燥すると今度は熱を制御できなくなり、のぼせやすくなったり、肌も炎症が起きやすくなります。また、イライラしやすくなったり、必要以上に喉が渇いたりもするようになります。

したがって、入浴時間は15分から20分程度にするのがよいでしょう。

「そんな短い時間だと、お風呂から出たあとすぐ冷えてしまう」という人は、また別の問題があるかもしれません。心当たりのある人は、血虚《けっきょ》（p251）という体質かもしれません。

また、中医学では興味深い考え方があります。
それは、汗が流れるときに、エネルギーも一緒に流れ出てしまうというものです。ですから、疲れたときに長風呂して汗をかきすぎると、かえって疲労が増してしまい、同じ理由から、サウナや岩盤浴・溶岩浴、そしてホットヨガなども、疲労時にはおすすめできません。

何事も中庸、真ん中がよい、というのが中医学の考えの軸にあります。ですから、「とにかく汗をかいて、デトックスしなければ！」といった過剰な考え方はいったんやめて、入浴に関しても、ぜひ〝適度に〟楽しむようにしてください。

櫻井先生のひとこと

お風呂はしっかり入り、短く上がる。

出すことも大事

私のところへご相談にいらっしゃる方には、かならず「便通はいかがですか?」とうかがうようにしています。すると、多くの方が、「大丈夫です」とおっしゃる。もちろん、便が出ているので「大丈夫」とお答えをいただいているわけですが、その回数が1日1回なのか、3日に1回なのかは、人それぞれ。ですから、最近では、質問の時点で「便通は1日何回ですか?」とうかがいます。

便からわかることは、私たちが考えている以上に多いもの。硬い場合は、体内のうるおい成分の不足が、下痢や軟便であれば、水分代謝がおかしくなって、不要な水分が溜まっていることが考えられます。真っ黒な便であれば、出血の可能性も考えられます。つまり、便通に関してうかがうことは、その人の身体がどのような状態になっているかを考えるきっかけとなるのです。

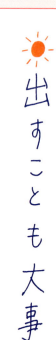

そもそも、便は身体の不要物、食べたものの残渣《ざんさ》です。わかりやすくいえば、生ゴミのようなもの。そんなものが、真夏の外気温と変わらない温度で保たれていたらどうなるか……。容易に想像がつくと思います。毒素のかたまりが、たとえ1日だろうと体内にあってよいことはありません。特に女性の場合ですと、子宮や卵巣といった重要な臓腑が大腸の近くにあるため、できるだけ毒素のかたまりは出しておきたいものです。

便通は、最低でも1日1回、バナナ状の便が出ることが大切です。下痢や水様《すいよう》便《べん》でない健康な便であれば、2回でも3回でも構いません。便器にべっとりつくようなものや、うさぎのうんちのようなコロコロした便は、健康な便とはいえません。そのような便の場合は、なんらかの不調が考えられるかもしれません。

櫻井先生のひとこと

自分の便の回数や形状を観察しよう。

まいにち養生3か条

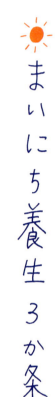

1、立ち上がろう！

私は、ほぼ一日中パソコンの前に座って、メールやブログを書いたり、本を執筆したり、ツイッターを更新したりしています。ご相談の際も、立ち上がることはまれです。みなさんの中にも、私と同じように、一日中ずっと座ったままで仕事をされている人は多くいらっしゃるのではないでしょうか？

実は、この「ずっと座り続ける」ことは、身体にとってよくありません。座り続けていると死亡率が高まる、という研究結果が報告されているほどです。また、中医学の視点から見ても、座り続けることは、生命力のタンクの腎《じん》を弱らせることになるため、とにかくこまめに立ち上がるよう、意識することが大切です。

私の場合、少なくとも1時間に1回は立って屈伸したり、店内を歩き回ったりするよう心がけています。みなさんも、パソコンでの作業など、集中すると数時間座りっぱなしということもあるかと思いますが、とにかく「気づいたら立つ！」を合言葉に、デスクから離れて屈伸したり、軽い散歩をしたりするよう、意識してみてください。

2、深呼吸しよう！

中医学の世界では、活動エネルギーである「気」は、「飲食」と「呼吸」から生まれると考えています。また、気持ちを安定させるためにも、体内にスムーズな空気の流れがあることが大切だと考えられています。

深呼吸は、大気中のエネルギーの元となるきれいな空気「清気《せいき》」を体内に取り込み、体内でスムーズな循環を促すための、もっとも適した方法です。特に、朝一番はかならず窓を開けて、しっかり深呼吸をしましょう。また、日常のどんなシーンでも、気がついたら深呼吸をするように心がけてみてください。

深呼吸の基本は、鼻から吸って口から吐くこと。そして、大きく息を吐ききってから吸うこと。また、息を吸うときは、鼻から吸った空気が背骨を通って身体の中へ降りていき、骨盤内に広がるイメージで、体内に気をめぐらせましょう。

3、肩をまわそう！

みなさんは、最近、腕を肩より上まで、ぐっと上げていますか？　運動する習慣がないと、なかなか腕を上げませんよね。人間の身体の構造を見ても、ただでさえ重い腕を、少ない筋肉でぶら下げて支えているため、そもそも「肩こり」と呼ばれる筋肉のこわばりを感じやすいようになっています。

肩こり改善のためにも、腕を肩より上に上げて重力から解放し、筋肉をゆるめることが大切です。首まわりの筋肉がこわばっていると、大量にエネルギーと酸素を必要とする脳の血のめぐりも悪くなってしまいます。

私たちの身体にしっかりと働いてもらうためには、つねに血流がよいほうがいいことを、ぜひ、覚えておいてください。気づいたら肩まわしをして、肩まわり、首まわりの筋肉をほぐし、血流をよくしましょう。

これらは小さなことに思えるかもしれません。しかし、健康とはそういった小さなことの積み重ねの結果なのです。「毎日続けることで、今ある不調が、完全になくなる！」とは言い切れませんが（笑）、かならず少なくなることでしょう。今すぐ立ち上がり、肩をまわして深呼吸！

そして、できるだけ早めに寝るようにしてみてください。

櫻井先生のひとこと

小さなことを積み重ねて健康になろう。

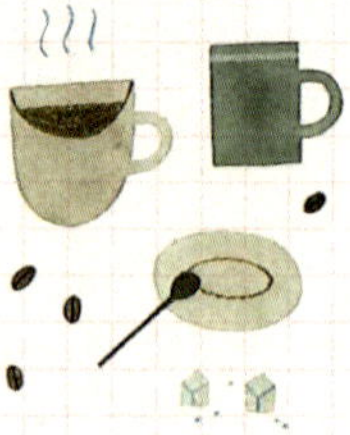

column

櫻井先生の養生ライフ

体質について

中医学的に体質を判断しますと、おそらく私は「気虚《ききょ》」（p251参照）ということになるでしょう。案外、エネルギー不足なタイプなんです（笑）。他にも「血虚《けっきょ》」「気滞《きたい》」「痰湿《たんしつ》」など、さまざまなタイプに分けることができますが、私のような「気虚」タイプは、消化吸収力に弱く、食べものをきちんと分解して身体のエネルギーに変える力に乏しい。ですから、体型は細い方が多いかもしれません。あるいは、排出する能力が弱く、ぎゅっと引き締める力がないので、逆に下半身などがぽっちゃりしている人もいます。

私は、この「気虚」タイプなので、いつも何かが“足りない”ため、実は、漢方薬もたくさん飲んでいます。出張や、スケジュールが過密な時期はエネルギーを補うもの、頭をクリアにするものを飲みますし、旅行のときなどは風邪薬や頭痛薬も加わりますから、ジップロックに漢方薬をパンパンに入れて、持っていきます。

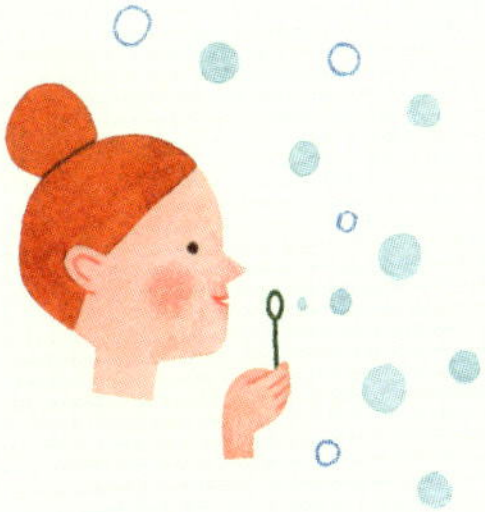

第2章

こころがけ

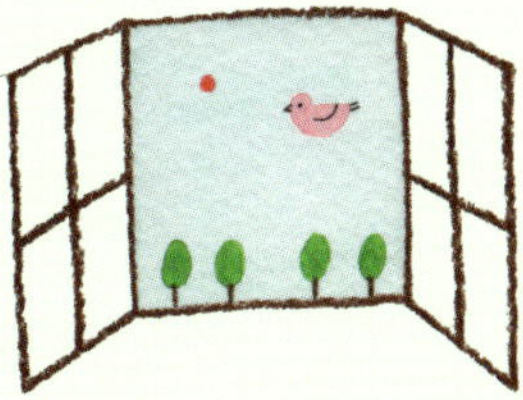

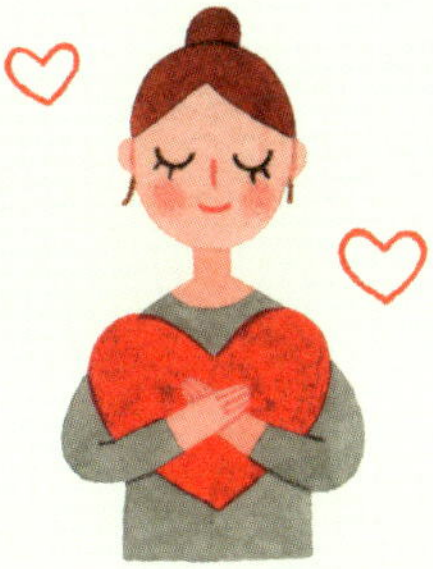

辛いことや不安なこと、ストレスが重なって心が疲れてしまったとき。あるいは、心がしんどくなってしまう前に。心を上手にコントロールして付き合うためのヒントを見つけましょう。

こころのストレッチ

心がしんどくなる前に、心のストレッチをしましょう。

心のストレッチと聞いても、何のことだかわからない人が多いかもしれませんが、私がいう心のストレッチとは、ズバリ、

「過去の記憶を整理しておく」ことです。

「え、そんなこと？」と感じる方もいらっしゃるかもしれません。しかしこれができていないと、得体のしれないドロドロとした感情が急に湧き出して、不安や恐怖心に襲われたりすることがあります。

まずは、自分の感情や記憶を、まるでラベルを貼るかのように、淡々と整理していきましょう。

そのためには、すべてのことをただ受け取り、受け流すことです。決して、そ

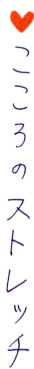

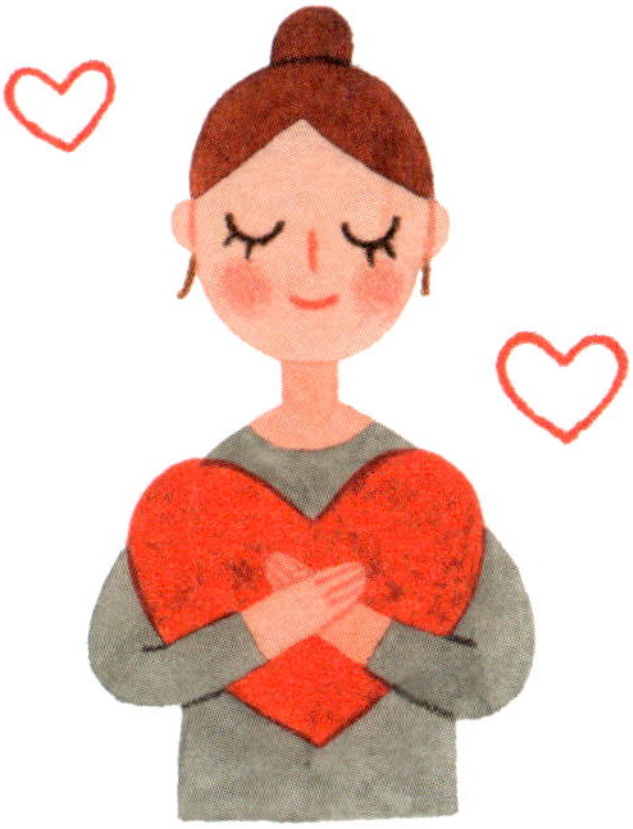

れらを追ってはいけませんし、流されてもいけません。

耳は、音を受け取るだけ。
目は、見て受け取るだけ。

そんな時間を、1日5分でも、ぜひ作るようにしてみてください。そのうちに、普段の心が、実は、とても騒がしい存在であることに気がつくはずです。

p28の「正しい呼吸法」でもお伝えしましたが、このとき、湧き上がってくる感情や思考を追わず、「ああ、辛かったんだな」「ああ、悲しいんだな」などと、冷静にラベルを貼る。そんな感情を持つ自分に対して、賛成も反対もしなくて大丈夫。ただただ、湧き上がる感情や思考を眺め、認める。そうすることで心が整理されて、感情を整えるためのスペースが生まれます。いわば、心のデフラグ（パソコンなどに空き容量を作ること）ですね。

しんどくなって動けなくなる前に、日々のちょっとした空き時間に、心のストレッチ習慣を作ってみましょう。足を組んで座り、目をつぶり、呼吸を整える。そして、湧き上がってくる感情や思考に、淡々とラベルを貼る。

たったそれだけではありますが、一度でもラベルを貼られた記憶や感情は、自分でコントロールすることができるようになりますので、のちに勝手に暴れ出して、不調の元になるようなこともなくなるでしょう。

櫻井先生のひとこと

心も身体もストレッチが大事。

イライラすることがあったら

中医学では、イライラは「熱が起こす」と考えます。たとえば、マンガやアニメで、登場人物の激しい怒りを表現するために、頭から湯気が出ている描写を見たことがありませんか？　まさに、あのような状態です。

イライラとは、「五臓《ごぞう》」の肝《かん》（p248参照）に蓄えているはずの血やうるおいが足りず、肝が持つエネルギーを、上手にコントロールできなくなった状態を指します。

そして、上手にコントロールできなくなった結果、熱や精神的なストレスも影響して、本来ならば、体内をスムーズにめぐっているはずのエネルギーの流れが停滞し、うつ熱状態などに陥る……。これが、イライラの正体です。

肝をうまくコントロールできなくなると、身体的には、顔がのぼせる、目が血走る、頭痛、目の痛み、めまいなどの症状が見られるようになります。

具体的な対策は、次の通りです。


もし、単にイライラするだけでなく、抑うつ感が交互に感じられるようなら、「気滞《きたい》」（p251参照）という状態がその熱の元になっていると考えられます。

この場合、気をめぐらせる対策が必要です。気をめぐらせるためには、深呼吸をして、軽い運動などで身体をほぐしてみてください。そして、香味野菜（春菊やみょうが、シソなど）や柑橘類、ハーブなどの香りのよいものを、日頃から摂るように心がけてみましょう。


また、口が渇く、手足がほてる、熱感があるなら、うるおい不足の「陰虚《いんきょ》」（p251参照）という状態が熱の元になっていると考えられます。

この場合は、発汗をひかえるように過ごしてみてください。

そして辛いものをひかえ、白ごま、白菜、白きくらげ、豆腐、ゆり根、松の実などの白いものを積極的に摂るよう心がけましょう。白いものには、うるおいを補ってくれる作用があります。

飲みものなら、緑茶がよいでしょう。緑茶はこもった熱を冷まし、鎮静する働きがあります。同じ苦味でもコーヒーだと、逆に温めてしまうので、ご注意ください。

櫻井先生のひとこと

イライラの方は、辛いものをひかえましょうね。

こころが不安なときは

情緒が不安定なとき、前項と同じく、五臓《ごぞう》の肝《かん》が弱っていると考えます。肝は、栄養物の分解、貯蔵、配給を担い、また、自律神経系を介した機能調節、メンタル面の安定などに関与しています。また五色《ごしき》（五臓を色で分ける考え方。p249参照）にあてはめると、青（または緑）と同じカテゴリーに入ります。ですので、肝の機能を高めるためには、五色において同じカテゴリーに属する青や緑のものを積極的に摂るようにしてください。緑の食べものといえば、ほうれん草や小松菜などの青菜、その他にもブロッコリーなど、比較的手に入れやすいものが多いですね。

「五行論」（p246参照）において、肝は、酸味と同じカテゴリー。ですから、イライラや落ち込みの緩和には酸っぱいものもよいでしょう。よい香りがする柑橘類などは、特におすすめです。

また、不安感や緊張が強いときには、ココアを。なぜなら、ココアの原料であるカカオは、余分な水分を排出し、気持ちを落ち着けて、元気をつけるものとされているからです。したがって、「落ち込みやすい」「不安感が強い」などと感じるときは、ココアを1杯飲むことで、少し落ち着くかもしれません。

ちなみに、こういった作用を、中医学では「安神《あんじん》」といいます。「(精)神を安らかにする」という意味合いで、カカオの他にも、とうもろこしや、ジャスミン茶、菖蒲《しょうぶ》などにも同じ効果があるとされています。菖蒲は、お風呂に入れて香りを楽しむといいでしょう。

櫻井先生のひとこと

ココアやジャスミン茶を飲みながら、ほっと一息ついてくださいね。

何事にも過ぎていないか？

「過《す》ぎたるは猶及《なおおよ》ばざるが如《ごと》し」という言葉がありますね。物事には、ちょうどよい塩梅《あんばい》というものがあります。この塩梅という言葉も、よい塩加減という意味ですよね。つまり、よいと思われることでも、度が過ぎてしまっては、逆に悪いことになってしまうのです。

これは、健康を考える上でも大事なことです。健康によかれと思って、毎日、生姜を食べる。身体によいと聞いたから、１日に何リットルも水を飲む……。実は、「健康のため」と思ってやっていることが、身体の負担になっていることもあるのです。

運動も同様です。「運動がよい」からと激しい運動を続けると、筋肉や関節を痛めかねません。あるいは、疲労がたたって、逆に不調を起こすことも考えられるでしょう。

そう、何事も、ほどほどがよいのです。これは食や養生においても同じです。

「ぜったいにあれはダメ、これもダメ」などと考えていたら、そもそも習慣として続きませんね。ときには、ゆるさも必要ですし、ちょっとした息抜きも必要です。人生の苦楽といいますが、どちらも適量あるからこそ、楽しいのです。

「過ぎたるは猶及ばざるが如し」「ちょうどよい塩梅」の言葉を頭の片隅に置いて、ぼちぼち、ゆるく生きましょう。

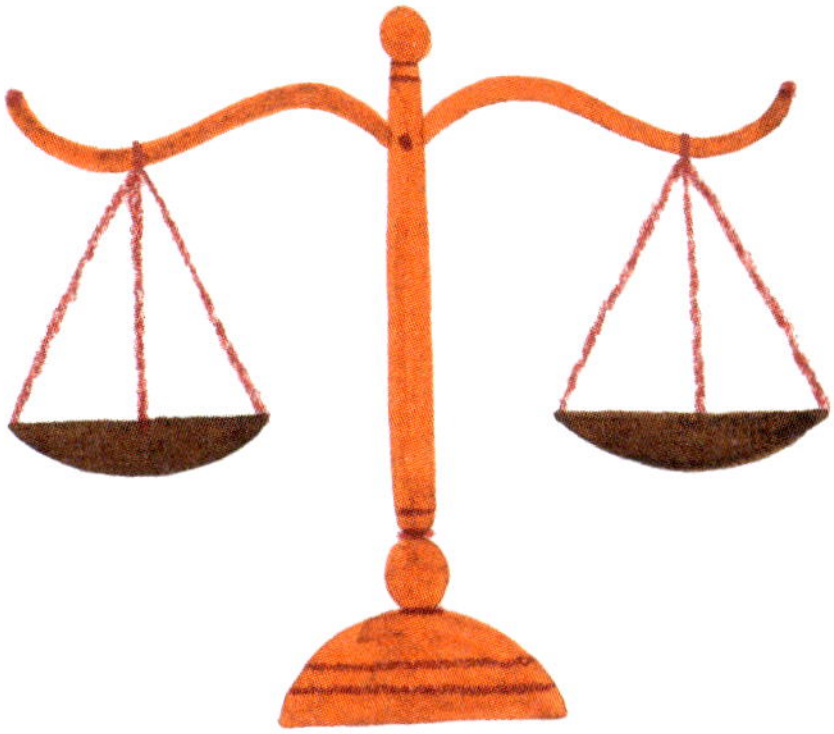

櫻井先生のひとこと

何事も「ちょうどいい」がある。ゆるく続けましょう。

ストレス発散法を見つけよう

何に対してストレスを感じるか、また、どうしたらストレスを発散できるかは、人それぞれ。「じゃあ、なんのアドバイスもないの？」と思ったあなたに、中医学の視点からおすすめしたいストレス対策は、一番目に香り、二番目に運動です。

人が「心地よい」と感じる香りには、気をめぐらせる作用があります。この場合、気をめぐらせるということは、気をそらせることと同様です（p34参照）。たとえば、イライラすることがあっても、パン屋の前を通ったら「お、いい香り！」と、イライラから気がそれた経験を持つ人は、私だけではないはずです。

そもそも、イライラによって気がめぐらなくなると、その出来事や言われたこと、言ってしまったことなどを頭で反芻《はんすう》してしまい、気がそれない状態に陥りま

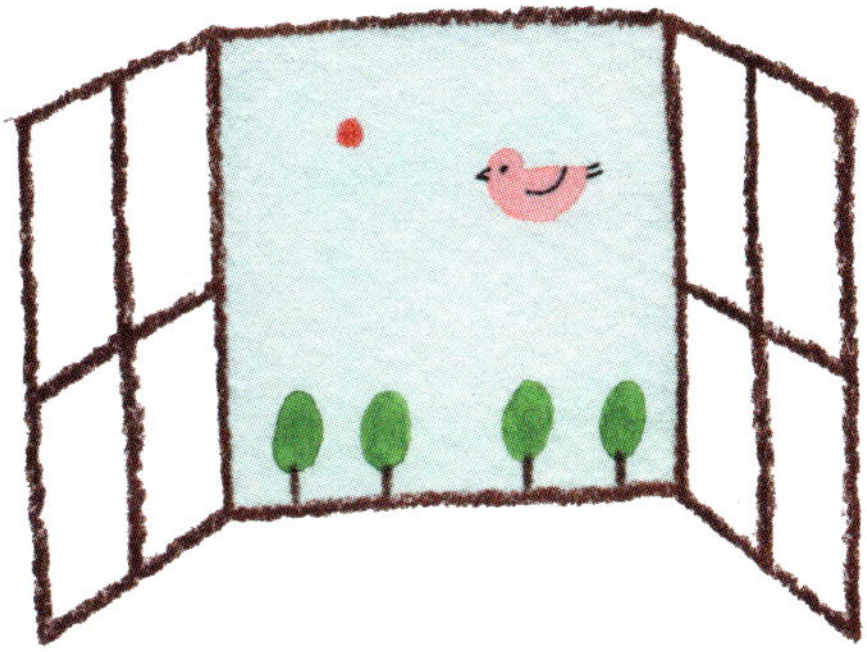

す。こんなとき、香りは一瞬ではあるものの、強い力をもって気をそらしてくれます。たとえ一瞬だとしても、少しでも気がそれることで、抜本的に気が変わるための、大きなきっかけになることもあるのです。

運動も、気をそらす作用を持っています。ひとつの出来事に集中してしまい、気がそれず、頭の中で、もんもんと反芻してしまっているような状態にあるとき、気分転換に軽い運動をすると、思いのほかスッキリすることがありますね。これも、運動により気がめぐった、あるいは気がそれた状態、といえるでしょう。

また、香りと運動以外にも、きっとあなたに合った気のそらし方があるはずです。散歩もよいでしょうし、庭いじり、ゲーム、カラオケでもよいでしょう。そうそう、ドライブもいいですね。どんな方法でもいいのですが、ひとつだけ覚えておいていただきたい、ストレス発散法の大原則があります。

それは、「自分も他人も傷つけないこと」。暴飲暴食は結果的に自らの身体を傷つけてしまいます。買い物も、生活を圧迫するような程度では、自らや家族をも傷つけることに。グチを言いまくるのも、それを聞かされるほうは、相当の負担を強いられているかもしれません。

ストレス発散法は、とっさには思いつかないものです。自分にポジティブな結果を生む発散法を、普段から、たくさん見つけておくようにしてくださいね。

櫻井先生のひとこと

ストレスは必ず溜まる。つねに発散を心がけて。

逃げることも必要

「逃げる」という言葉に、みなさんは、どのようなイメージを持っていますか？　怖い先生から逃げる、努力すべきことから逃げる……などなど、なんとなくマイナスイメージがつきまとう言葉かもしれません。

ただし、人が生きていく上では、逃げることが必要になることもあります。

たとえば、目の前に熊が現れました。この場合、逃げずに戦える人は少ないはずです。まずは逃げて、とにかくその危機的状況から脱出するのが一番重要です。そう、この場合の逃げは、逃げるというより脱出そのもので、まったく問題ありません。

話を現実に戻しましょう。会社や家庭で危機的状況に陥ったとき、精神的に辛くなったとき、あなたは逃げていいのです。精神的に辛くなるというのは、熊の状況でいえば、100メートルぐらい先に、ちらっと熊が見えている状態。ですから、もう逃げてしまって構いません。危機から脱出することは、決して悪いことではありません。みなさんも、そう思いませんか？

そもそも「しんどいこと」は、人それぞれ違うもの。何をしんどく感じるか、どれほどしんどく感じるかは、100人いれば100通りあるわけです。

また、人によって、ストレス耐性も異なるでしょう。見えない針が何本も刺さっていても耐えられる人がいる反面、当然、そうでない人もいます。ストレスに強い人もいれば、当然、そうでない人もいます。ここでは、どちらがいい悪いという話をしているわけではありません。いい悪いではなく、単純に〝違う〟というだけです。

ですから、あなたが抱えているしんどさを、くれぐれも他人と比べないようにしてください。他人は関係ありません。

あくまで「私はこれが辛いんだ」と、自分自身のしんどさを認めてあげること。そうすることで、自然と、次の行動に移れるようになるはずです。

また、元気なうちに〝逃げ場所〟を用意しておくことも大事です。好きなカフェでも、心落ち着く実家でも構いません。そこが、熊が現れたときの、あなた専用の避難場所なのです。

しんどくなってから見つけようとしてもできないことが多いので、あくまで元気なときに、あなたの〝逃げ場所〟を見つけておいてくださいね。

櫻井先生のひとこと

辛いことは記憶と同じ。あなたにしかわからない。

こころの応急手当

もし、あなたが道で転んでケガをしたら、消毒液や絆創膏で、手当をしますね。料理をしていて、包丁で指を切ったとしたら、もちろん応急処置をしますよね。場合によっては、すぐに病院へ駆け込むこともあるでしょう。

それでは、あなたが上司に暴言を吐かれた、友人に嫌な言葉を浴びせられた、嫌なニュースを聞いた、見た……。そんなときは、いったいどう対処しているでしょうか？

心にも、応急手当が必要です。

多くの人が、何か嫌なことを言われたときや、嫌なことがあったとき、無意識にその〝嫌な〟記憶を反芻《はんすう》しています。しかし、それは、まさに傷口に塩を塗るようなもの。何度も何度も、自らを傷つけていることと同じなのです。

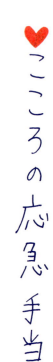

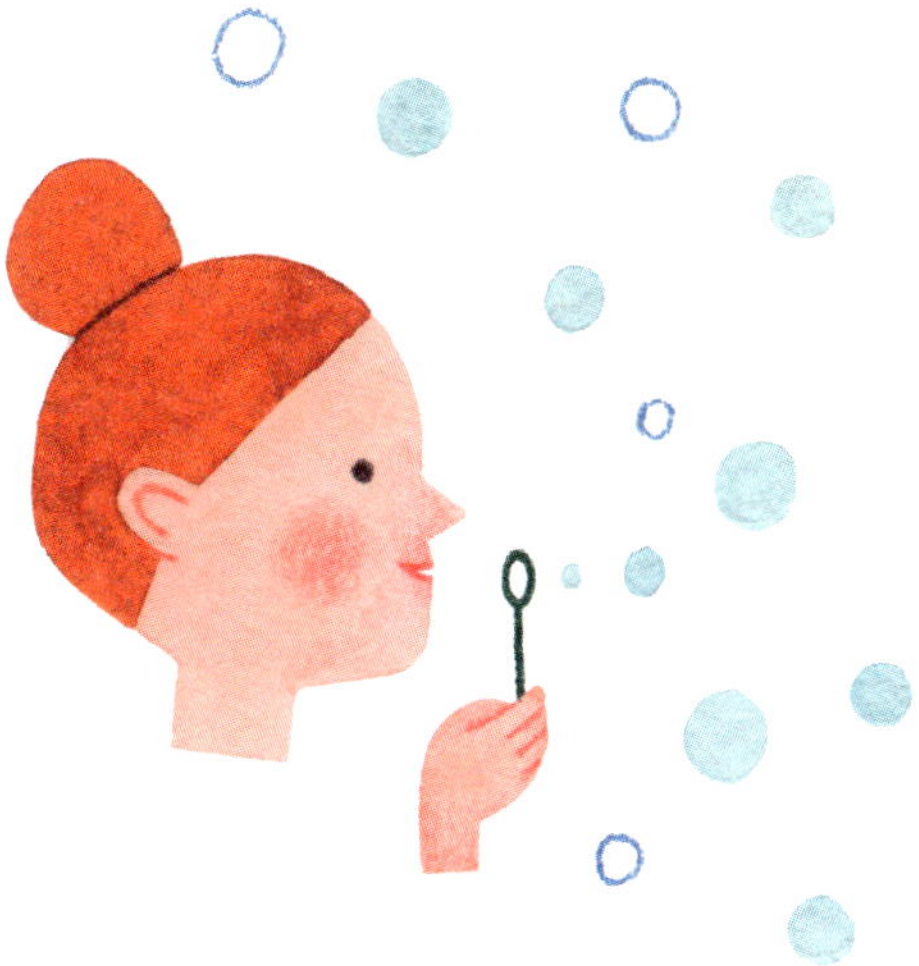

心理学者のガイ・ウィンチという人が、心の応急手当の方法を提唱しています。

それは、「2分間、違うことをする」というもの。

嫌なことは、一刻も早く忘れてしまうことが大切です。しかし、ただ忘れろと言われても忘れられないのが人の性《さが》……。したがって、ガイ・ウィンチが提唱しているように、たった2分間で構いませんから、まったく違うことをしてみてください。

なんでもいいのです。音楽を聴いてもいいですし、本を読んだり、好きなスポーツをしたり、布団にくるまってゲームをするというのもいいですね。とにもかくにも、そのときやっていることと、まったく違うことを2分間だけやってみてください。

そうして一刻も早く〝嫌な〟記憶を忘れるように心がけてみましょう。

また、日常的に、イライラやストレスが溜まったときは、意識的に深呼吸をしてもいいですし、あるいは、口を開けて「あ――」と声を出すのもおすすめです。声を出すことによって、不要な力が抜けるからです。ただし、さすがに2分間も「あ――」を続けるのは、周りの人が心配するのでやめましょう（笑）。

みなさんも、何かあったら、心の応急手当をお忘れなく。

櫻井先生のひとこと

嫌なことがあったら、2分間、違うことをしてみよう。

こころは静かに、からだは動かす

私たち現代人が、日々、ストレスにさらされて生きていることは明らかです。ストレス状態とは、その心境や不調から抜け出せなくなること。このような状態を、中医学では「気滞《きたい》」（p34参照）といいます。

気は、精神情緒を安定させ、胃腸の動きを促すエネルギー。この気は、あたかも血流のように、つねに動いているのが正常なのですが、ストレスを受けると、流れが悪くなってしまいます。すると、情緒が不安定になったり、お腹が張るように痛んだり、ガスやゲップが増えたり、食欲が落ちたり、便秘と下痢をくり返したり、女性の場合であれば、月経前に胸が張って痛むことがあります。

古典には、ストレス対処法として「心静体動《しんせいたいどう》」、つまり心は静かに、身体を動かすべし、と書かれています。ストレスを感じたら、まずはとにかく身体を動かしてください。

ストレスを感じる事柄について考え続けたところで、解決しないばかりか、多くの場合は、より苦しくなってくるだけですし、ストレスによる関連症状が悪化していきます。

おすすめは、何も道具がいらない深呼吸。「深呼吸が運動になるの？」と思う方もいらっしゃるかもしれませんが、手を広げて大きく深呼吸することは、立派に身体を動かすことになります。

身体をいっぱい使って深呼吸をすると、滞った気の流れを動かすことができます。深呼吸についてはp22でくわしく解説しています。

櫻井先生のひとこと

考えるな、動け！

今だけがプレゼント

「明日は早く起きなくちゃいけない」……。本当にそういう状況だとしても、考えるだけでやる気が失せますね。では、いっそのこと「明日は早く起きる」と言い切ってみてはいかがでしょう。なんだか、起きられそうな気がしませんか？

「～しなくてはいけない」というのは、本来したくないことをやるときに使う言葉です。したがって、「～しなくてはいけない」と思えば思うほど、「そもそもやりたくない！」という感情が先行するわけです。逆に、「～する」と言いきるのは、ポジティブで前向きな姿勢から生まれる言葉です。

そのため、行動に結びつきやすいのです。

日々の生活の中には、したくなくてもやらなければいけないことが、山のようにあります。しかし、そのたびに「本当はしたくないけど、～しなきゃいけない」

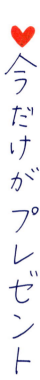

と言っていると、生きるのが辛くなります。憂うつになり、作業や家事が滞ることもあるかもしれません。しかし、これを「する！」に言い換えてみると、不思議なことに、意外とスムーズにできてしまうものなのです。

言霊《ことだま》というものがあるかどうか、私にはわかりません。しかし、口にする言葉を変えるだけで、行動や意識が変わることがあるのです。ぜひ、お試しください。

ちなみに、英語で「現在」は「Present《プレゼント》」。つまり、贈り物なんです。

昨日は過去になり、明日はどうなるかわかりません。そう、今だけがプレゼント。そんな今を「〜しなくてはいけない」で過ごすのではなく、「〜しよう！」と能動的に過ごしてみてはいかがでしょう？

櫻井先生のひとこと

「今」にしっかり立って生きよう。

緊張をゆるめるレモンのまるかじり

わけもなく、突然、急激な緊張感が身体を襲ってきて、その緊張感が不安や恐怖心に変わり、気がつくと、動悸《どうき》が止まらない……。これは、パニック障害の発作などで、よく見られる症状です。不安や恐怖感が怖くて、行動に制限がかかる（広場恐怖）というケースも少なくありません。

そんなときにおすすめなのが、みなさんの身近にあるレモンです。

生のレモンをカリッとかじれば、その強烈な酸味が、恐怖をいったんリセットしてくれます。つまり、レモンが酸っぱいために身体にグッと力が入るのですが、そうすることで、その後、逆にすっと力が抜けやすくなるのです。

これは、プログレッシブ・マッスル・リラクゼーション（PMR・日本語では「漸進的《ぜんしんてき》筋弛緩法《きんしかんほう》」）というリラックス法に、原理が似ているかもしれません。

ＰＭＲは、身体の各部を個別に緊張させ、弛緩させるということをくり返す方法で、無意識に入っている力を抜くリラックス法です。これと同じように、レモンの強烈な酸味で身体にグッと力が入る（緊張）ことで、力が抜けやすく（弛緩）なるのではないか、と考えられています。

薬膳では、レモンは、「寒熱《かんねつ》のかたよりがない平性《へいせい》で、うるおいを生み渇きを癒やし、肺や喉をうるおし、食欲を回復させ、暑気を払い、流産を予防する」とあります。加えて、「イライラや焦りを軽減する」とありますから、レモンには、身体をうるおすだけでなく、気分を落ち着かせる力があるようです。もちろん、むやみやたらにレモンをかじり続けると、酸が歯に悪影響を及ぼしたり、胃を荒らしたりすることもありますから、この方法を使うのは非常時だけにしてください。

人の多い電車に乗ったり、高速道路を運転したりしていて、急にしんどくなったときに生レモンをかじるのがおすすめです。そのままではかじりづらいでしょうから、あらかじめ櫛形に切って、小さなタッパーなどに入れて携帯するといいでしょう。夏場や暑いときは、一緒に保冷剤などを入れておきましょう。

櫻井先生のひとこと

酸っぱい梅ぼしでもOK!

自分をほめよう

「褒めて伸ばす」という言葉を、よく耳にしませんか？　最近、私自身が子育てをする中で、逆に「叱って伸びるものなんて、ないんじゃないか？」と、感じるようになりました。褒められることが、人が何かを成し遂げるようになるきっかけのすべて、とまではいいませんが、人が何かを成し遂げるようになる重要な理由のひとつに、「他者が喜んでくれるから」というものがあると思うのです。

赤ちゃんはできないことだらけです。何もせず寝て、泣いてばかり。ミルクを飲んで、うんちやおしっこをします。気分が悪くなったら、また泣いて訴えます。

大人でもすべてを放棄して「朝起きても、なーんにもしない」という選択肢もありえます。でも本当にそうしたら、食べていけませんし、そもそも生きていけません。だから、「頑張って」朝起きて、「頑張って」支度をして、「頑張って」会社や学校に行ったりするわけです。

みんな普通に生活しているだけでも「頑張って」いるのです。

小さな子どもは、靴を履けたら、歯磨きができたら、何ならおしっこしたりうんちしたりしただけでも、「えらいねー!」と褒めてもらえます。そうすると、ニコッと笑って、また褒めてもらうために、次も同じことをしようとしますよね。そうすることで、よいことを、どんどん無理なく覚えていくのです。また、「自分はこれで正しいんだ」という自己肯定感が芽ばえていきます。これは、大人も同じ。どんなに小さなことでも、自分をどんどん褒めましょう。よく起きた、えらい! よく食べた、えらい! 服を着替えて会社に行ったぞ、えらい!

こんな具合に、自分を褒めるのもいいですし、あるいは他人を褒めるのもいい。よい言葉は、よい影響の連鎖を生み出すものです。

櫻井先生のひとこと

自分がよい連鎖のスタートになってみよう。

自然に触れる

もし、あなたが今、ストレスに押しつぶされて、「まったく何もやる気が起きない」「人に会えない」「外に出られない」「お風呂にも入れない」……。そんな状態に陥っているようでしたら、一刻も早く、専門家に相談してください。急に専門家を訪ねるのが難しい場合は、ご家族でも友人でも結構です。誰かに話し、ヘルプを出すのです。

それほどの状態にはまだ陥っておらず、とりあえず身体が動くようでしたら、ぜひ、自然に触れてみてください。

ドキドキが止まらない人は、池や噴水などで、水に触れてください。思いすぎてしまう人は、公園の木に触れてください。悲しみが止まらない人は、ろうそくやコトコトと煮える鍋などの火を見てください。恐怖心が強い人は、庭や公園などの土に触れてください。そして、怒りには「金属」なので、石に触れるか、金属製のアクセサリーをつけましょう。

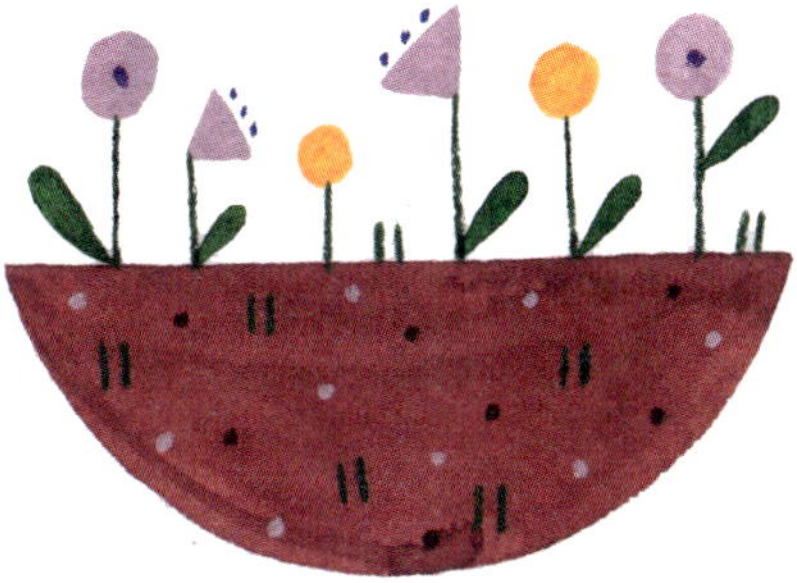

これは「五行論」（p246参照）という考え方をベースにしたリラックス法です。たとえば、「火」が暴れるとドキドキが止まらなくなったりしますが、この暴れる火を落ち着けるのは「水」の役割です。ですから、水に触れたり、水のある景色をボーっと眺めるのがおすすめなのです。

櫻井先生のひとこと

自然に触れることで、心が落ち着きやすくなります。

こころが辛くなっている人には

どうにも心がしんどくなって、好きだった音楽や映画さえも、聴いたり観たりするのが辛くなったとき。「それじゃダメだ！　もっと前向きに考えないと！」と誰かに言われたら、あなたはいったいどう感じるでしょうか？

心が辛くなった人にしてはいけないことが、責めること。「もっと頑張れ！」と声をかけることです。

その言葉は、一見ポジティブに感じられるかもしれませんが、実のところ、自分の考えを押し付けているだけ。善意でもなんでもありません。その人は、もう精一杯に頑張っていて、もしくは頑張りすぎて、ギリギリのところで生きています。仮に、あともうちょっと頑張ったら、そのエネルギーは〝死〟に向かう可能性すら考えられます。もちろん、本人は「なんで私はできないんだろう」と、十分に自分を責めていますから、これ以上、責める必要もないのです。

では、周囲にいる私たちは、いったい何をすればいいのでしょうか?

それは、寄り添うこと。寄り添って、その人のそばにいること。「あなたの味方だよ」ということを、言葉だけでなく、行動で示すことです。

もちろん、心が辛くなっている本人は、思考もぐちゃぐちゃになっているでしょうし、心が疲弊しきっていますから、ひどいことを口走るかもしれません。あるいは、あなたを責めるようなことを言うかもしれません。しかし、それは本心ではないのです。本心は、ただただ「辛い!」「しんどい!」「苦しい!」と訴えているのだと思います。

決して責めず、無理にポジティブにさせようと励まさず、何も言わずに「大丈夫、きっとよくなるよ」と、その人の隣に、そっと寄り添ってあげてくださいね。

櫻井先生のひとこと

辛そうな人がいたら、「大丈夫、きっとよくなるよ」と寄り添って。

column

櫻井先生の養生ライフ 2

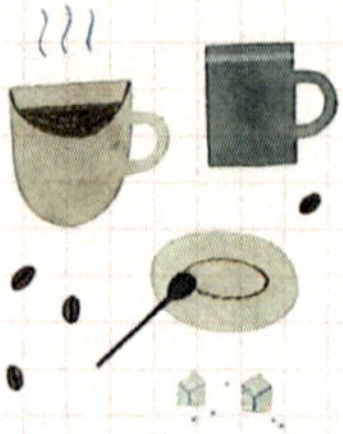

眠れないときは

実は、私は寝るのがとても苦手です。スムーズに眠れず、朝まで起きていることもしばしば……。眠れないので漢方薬を飲むこともありますし、朝も強制的に起きていますが、できれば夜中ずっと起きているほうがラクなほどです。

私にはもうすぐ1歳になる子どもがいるのですが、しっかり「寝かしつけ」をしないと寝ない。そこで、抱っこをしながら一生懸命ゆらすわけですが、このとき子どもを抱きながらスクワットをしますと、こちらもいい感じに疲れるためでしょう、なんと、しっかり眠れるようになったんです。私は、この偶然の発見を「眠りのスクワット」と呼んでいます。

現代では、ずっと座ったまま仕事をしている人が多いため、頭は疲れているのに身体は疲れていない人が多くいます。そんな人は、少し身体を動かして疲れさせると、眠れるようになるかもしれませんよ。

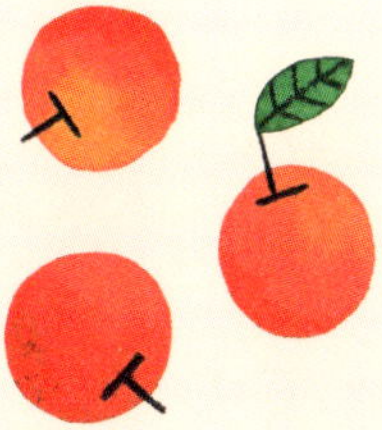

第 3 章

食べること

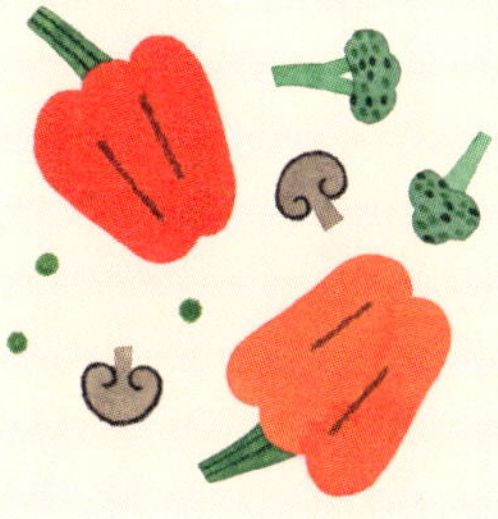

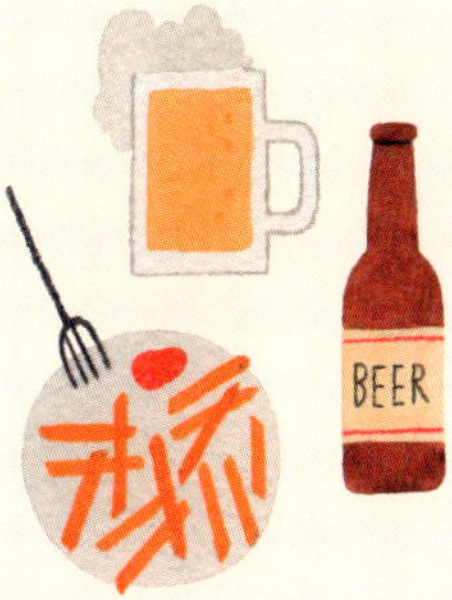

私たちの身体は、日々、食べたものから作られます。健康も不健康も、食べもの次第。今日から始められる食べかたのコツやおすすめ食材、季節ごとの食養生の考えかたをお伝えします。

食べることは生きること

食べるという行為は、私たち人間が生きるために不可欠なもの。また、私たちは身体を動かすために必須の栄養を、食べることで補給しています。そう、食べることは生きることでもあるのです。

言い換えれば、健康も不健康も、その人の食べているものが作り出しているといっても過言ではありません。

それほどまでに、「どんなものを食べるか」が、重要なのです。

私たちの身体は、日々、食べたものから作られています。たとえ髪の毛1本、爪1枚であっても、まったく何も食べなければ、健康に作られません。何より、私たちの身体を動かしている内臓たちも、健康的な食べものがあるからこそ、正常に働いてくれるのです。

では、〝健康的な食べもの〟とは、いったいどのようなものでしょうか。それはのちほど「季節の食養生」（p122）でくわしくお話ししますので、ここでは、逆に〝健康を害する食べもの〟について考えてみましょう。

中医学では、身体にとって負担となる食べものの一例を、「脂甘厚味《ひかんこうみ》」と「生冷食《せいれいしょく》」として次のように挙げています。

❶脂っこくて味の濃いもの
❷甘いもの
❸過剰な水分
❹火が通っていない生もの、体温よりも冷たいもの

これらに加えて、現代では、

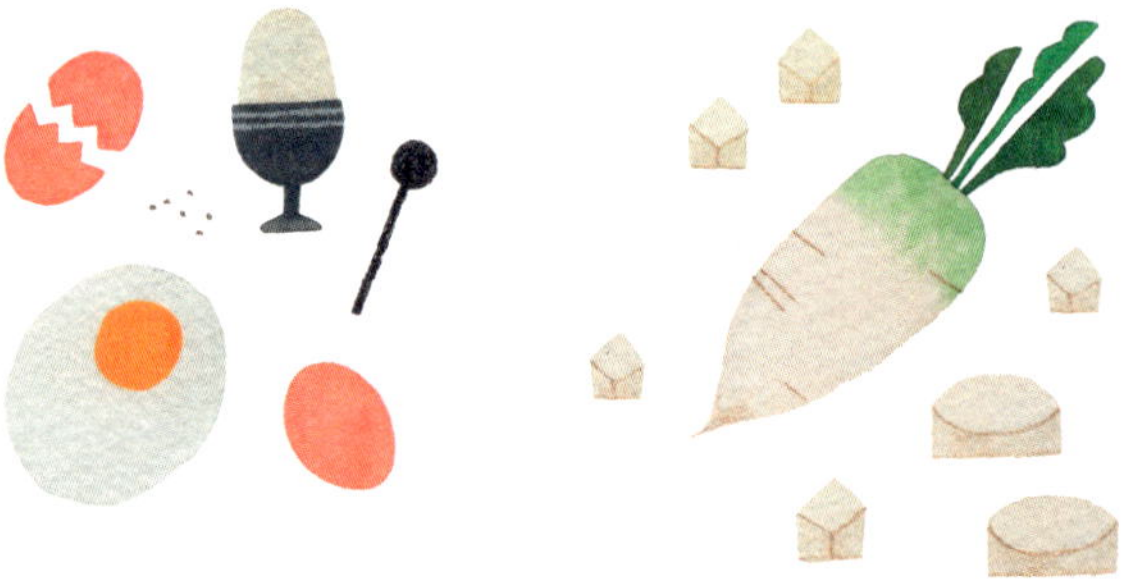

❺添加物の多い加工食品
なども、〝健康を害する食べもの〟と考えられています。

これらをできるだけひかえて、食事全体における割合として、

❶葉野菜を中心とした野菜を４割
❷穀類や根菜を中心とした野菜を４割
❸牛乳や卵などを含めた動物性食品を２割
というバランスで摂るのが理想的です。

加えて、温かくて、さっぱりとした味のも

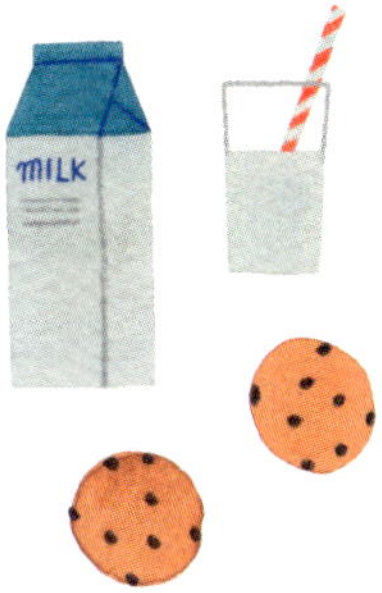

のがよいとされています。

もちろん、食事には〝楽しむ〟という側面も欠かせません。したがって、何も「栄養のため、健康のため」ということだけを考えて食べなさいとは言いません。

しかし、先述した〝健康を害する食べもの〟と、理想的な食事バランスを知識として頭に入れ、ある程度、それらをできる範囲で心がけていくことは、とても大切なことなのです。

櫻井先生のひとこと

日々、口にするものを見直してみてね。

お粥のすすめ

私たちの身体が日々食べたものから作られていることを、そして食事の内容が悪くなるとおのずと健康状態も悪化するということを、いったいどれだけの人が意識していることでしょう。

中医学で消化を担う脾《ひ》という臓は、身体のエネルギーや栄養、うるおい、血《けつ》、生命力である「精《せい》」を作る場所。しかし、脂っこいものや甘いもの、冷たいものや生もの、そして、過剰な水分などを摂ることによって弱ってしまいます。

そして、この脾が弱ると、疲労やだるさが残るだけでなく、結果的に、生命力の低下にもつながると考えられています。

「生命力の低下だなんて、大げさじゃない？」と思われるかもしれませんが、そもそも胃腸の状態が悪いと、どれだけよい漢方薬を使ったとしても、ちゃんと吸収することができません。

胃腸の調子が悪い、下痢や軟便が続いている、食欲がないなどの症状は、「よくあること」と、簡単に考える方も多いのですが、実は、とても問題がある状態なのです。もちろん、中医学としても、慎重に対処します。

そんなときに食べてほしいのが、お粥。私の恩師でもあった薬剤師の猪越恭也先生は、ご相談にいらっしゃる方々に、いつも「お粥は胃腸薬だよ。お腹の調子が悪いときはお粥を食べるといいよ」と伝えていました。

薬膳の観点から見ても、米には胃腸を整えてうるおいを補い、イライラをしずめるという働きがあるため、胃腸カゼなどで、吐き下しなどがあるときにもおすすめです。

お粥は、雑炊やおじやと違い、炊いたご飯からではなく、生米から作ります。米1に対して水6で、いわゆる全粥になりますが、好みやお腹の状態によって、水分量を調節してみましょう。

作り方は、土鍋や鍋を用意し、洗った米を入れて、自分で調節した量の水を入れます。沸騰するまでは中火、沸騰したら蓋をずらして、極弱火で20〜30分。焦げつかないよう、ときどきかき混ぜることをお忘れなく。

あるいは、スープジャーでも作ることができます。洗った米を入れて沸騰したお湯を注ぎ入れ2〜3分予熱します。お湯をいったん捨て、そこに沸騰したお湯を再び注ぎ入れて、2〜3時間放置しておくだけで完成。簡単にできるので、朝に作っておいて、お昼に食べてもいいですね。

いずれにせよ、お腹の不調を感じたら、「よくあること」などと軽く考えず、まずはシンプルなお粥を食べて、胃腸の回復を待ちましょう。ぜひ、試してみてくださいね。

櫻井先生のひとこと

お粥は、胃腸薬です。

甘いものは、ほどほどに

疲れたときやイライラしたとき、甘味で気分転換をする人も多いかもしれません。私も甘いものが好きなので、その気持ちはよくわかります。中医学では、甘味には滋養の力があり、また、気分を落ち着ける働きがあると考えられています。ですから、疲れたとき、イライラしたときに甘いものが欲しくなるのは、まさに理にかなっているというわけです。

ただし、昔ながらの素朴な甘味ではなく、現代の砂糖がたっぷり入った甘いものを多く食べ続けると、内臓や血管に負担がかかったり、血糖値が急激に上下してイライラしやすくなったりと、よい面だけではなくなってしまいます。食べても食べても満足できない〝過食状態〟に陥ることもあるので、注意が必要です。

加えて、中医学では砂糖を多く摂りすぎると、体内に病理産物となる「痰《たん》」という不要物が溜まりやすくなると考えます。カゼなどのときに口から吐き出せるようなものを「有形《ゆうけい》の痰《たん》」、対して、目には見えないけれども体内に停滞し、さまざまな不調の元になるものを「無形《むけい》の痰《たん》」といいます。

その無形の痰の代表に、「梅核気《ばいかくき》」というものがあります。「なんとなく喉のつまりや異物感がある」にもかかわらず、胃カメラなどで覗いても何もない、という症状。あるいは、人前で急に話すときに、喉に痰がからまったように感じて咳払いしたくなる、あの症状……。みなさんも、身に覚えがありませんか？

無形の痰は、特に、元気の元となるエネルギー、血液、体液などのめぐりを悪くするため、代謝が落ちてしまうだけでなく、メンタル面の安定にも影響を及ぼします。

この痰が溜まると、食欲不振、下痢や軟便、むくみ、吐き気、胸苦しさ、めまい、頭がモヤモヤするなどといった比較的軽めの症状から、高脂血症や高血圧、脂肪腫や認知症などといった重大な疾患まで、さまざまな症状や病気を引き起こす原因となります。中医学には、「怪病《かいびょう》多痰《たたん》」という言葉があり、心身を問わずいろいろなところに現れる不調である「怪病《かいびょう》」の多くは痰が原因となっていると考えるほど、痰を重視しています。

痰が溜まる主な原因としては、生もの、冷たいもの、味の濃いもの、甘いもの、脂っこいもの、お酒、水分などの摂りすぎが挙げられます。

そして、昨今では、なんと〝身体によい〟と人気の発酵食品の摂りすぎも影響することがわかってきましたので、注意が必要です。「怪病」を予防するためにも、これらを摂るのはほどほどにしておきましょう。

櫻井先生のひとこと

砂糖たっぷりの甘いものより、旬の果物を！

イライラにはグレープフルーツとりんご

イライラやカッとなる怒りの症状には、グレープフルーツがおすすめです。これは、酸味が気をめぐらせて、気分を落ち着けてくれるため。加えて、食欲増進にもいいですよ。

グレープフルーツには熱を冷ます力があるので、カッとなったときの熱をすっと落ち着けてくれます。そして、グレープフルーツで熱を冷ましたところで、温かいものを食べたり飲んだりすると、さらに気分が落ち着いてくることでしょう。

グレープフルーツには、この他にも、血流改善やお酒の毒を出すという力があるので、肩こりや二日酔いのときにもおすすめ。いいことずくめですね！　ただし、寒性ですから身体を冷やします。下痢気味、冷え性、高齢者、小児のみなさんは、ひかえめにしましょう。

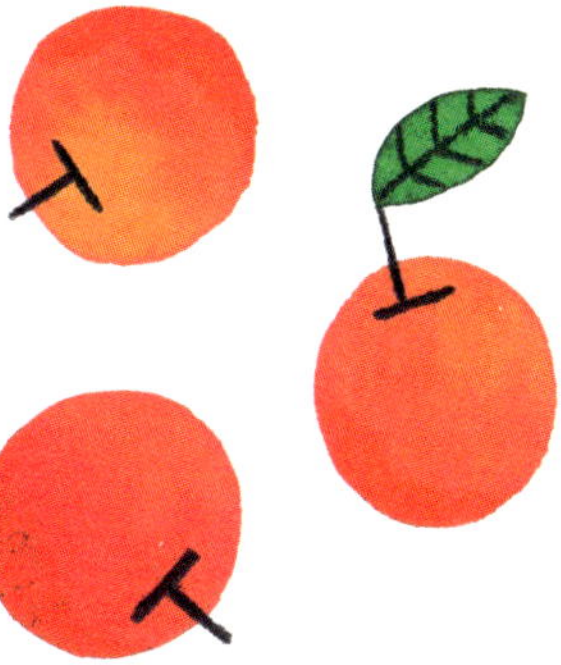

もうひとつ、同じくイライラを落ち着ける効果のある果物に、りんごがあります。りんごには、うるおいを補い、炎症などをしずめ、こもった熱を冷ます力があります。したがって、熱性といって、身体を温める性質を持ったシナモンと一緒に摂ることで、冷やす性質を緩和することができます。

りんごとシナモンを一緒に使うデザートが多いのは、理にかなっているというわけですね。ちなみに、シナモンは肉桂《にっけい》という生薬《しょうやく》のひとつで、足腰が冷えて頻尿になるなどの症状によく使われます。

昔から「りんごが赤くなると医者が青くな

る」ともいわれるように、りんごは私たちの健康維持に役立てられてきました。私自身もまだ幼かった頃、カゼで熱があるときに、母がりんごのすりおろしを食べさせてくれたことを、今でも鮮明に覚えています。

薬膳では、りんごは以下のような働きを持つと考えられています。

❶熱のこもり、口の渇き、空咳を軽減し、呼吸器系を元気にする
❷イライラを解消する
❸食欲を促す。二日酔いを解消する
❹下痢、便秘、消化不良を助ける

まさに、カゼのときにピッタリだと思いませんか？　すりおろしにすれば、固形物を受けつけないときにもいいですよ。

櫻井先生のひとこと

カゼにはりんご。お子様の発熱時にもおすすめ。

疲労回復には餅と甘酒

昨今では、普段から餅米を常備している人は、少なくなっているかもしれません。しかし、餅米には、身体を温めて、元気を補い、漏れ出る汗を減らし、下痢を止めるという頼もしい力があります。

つまり、身体から何かが出ていく、排泄を抑制する力があるわけです。したがって、昔から寝汗や頻尿などの症状に、民間療法などで利用されてきました。また、餅は元気を補うので、疲労回復によいことは間違いありません。

ただし、消化に負担がかかるため、食欲がない、下痢や軟便状態で疲れが取れない、という方には残念ながら不向きです。中医学でも、餅のように甘味を持ってネバネバした食材は、消化を担う脾《ひ》の負担になるため、食欲不振の人や小児、胃腸機能が低下している高齢者や病後などには適さないとしています。

ところで、ここ数年、スーパーや百貨店などで、季節を問わず甘酒を見かけますね。本来、甘酒は正月によく飲まれるため、冬のイメージが強いかもしれません。しかし、なんと江戸時代には〝夏バテを防ぐ〟ために飲まれていた、夏の飲みものだったのです。ちなみに、俳句でも夏の季語となっています。ちょっと意外ですね。

甘酒には、ぶどう糖、必須アミノ酸、ビタミンB_1・B_2・B_6、パテトン酸、ビオチンなど栄養が豊富に含まれています。よく「飲む点滴」などといわれるのは、このためです。

また、中医学では、「益気《えっき》」（エネルギーを補って疲労を回復する）、「生津《せいしん》」（うるおいを補って脱水を防ぐ）、「活血《かっけつ》」（血のドロドロを改善する）の力があるとされます。夏バテの要因のひとつを中医学で考えると、発汗過多によるエネルギーとうるおいの消耗。元気やうるおいを補う甘酒は、まさに夏バテ予防にうってつけというわけです。

ただし、この「飲む点滴」というキラーフレーズが独り歩きして、〝だれにでも合う元気ドリンク〟のようなイメージが広がっている現状には、いささか心配があります。なぜなら、うるおいを生む「生津《せいしん》」の働きがあるため、体内に湿気が溜まって、身体が重い、頭が重い、むくむ、吐き気がするといった状態の人には向いていないからです。

ちなみに、この湿気が溜まっているかどうかをチェックするには、舌を見て、舌の色が見えないくらい白や黄色の苔がべったり付いているかどうかを目安にしてみてください。もしそのような舌をしていたら、いくら「飲む点滴」であっても、消化に負担をかけてしまうので避けましょう。

櫻井先生のひとこと

だれにでも合う健康食材はないですよ。

シソのパワー

シソは、生薬《しょうやく》の世界で蘇葉《そよう》といいます。

冷えを散らしたり、お腹をしっかり動かしたり、魚やカニの毒を消す作用を持っており、漢方薬の原料としても使われているほど、パワーのある食材です。

ところで、お刺身のツマにシソがありますね。あれは、シソが持つ、魚やカニの毒を排出する働きによって食中毒を予防する効果があるためです。また、冷えを散らす働きがあるので、生もので冷えた胃腸を整えてくれます。つまり、刺身のツマになる理由がちゃんとあるのですね。

ちなみに、冷えを散らす効果があることから、ゾクゾクッとする寒気のあるカゼのときにもシソがおすすめです。ちょっと寒気がする、気持ちが悪いなど、夏カゼの症状があるときにもよいでしょう。また、吐き気を軽減する力があり、かつ、胎児を守る力もあるので、なんと、つわり対策にもシソが役立ちます。ぜひ、覚えておいてくださいね。

もちろん、そのまま食べてもいいですが、刻んだシソをコップに入れて、そこに熱い緑茶を注いで飲む「シソ緑茶」は香りがよく、おすすめです。吐き気がひどいときには、これに生姜をプラスするといいでしょう。

食欲がないとき、吐き気がするとき、ぜひこの「シソ緑茶」を試してみてください。ゆっくりと、香りを感じながら飲んでくださいね。

櫻井先生のひとこと

私たちの周りにある食材にも、いろんな〝力〟があります。

「1食抜く」のすすめ

　みなさんは、ちゃんとお腹が空いてから、食事をしていますか？　ちょっと言い方を換えましょう。食事をするとき、お腹がグーッと鳴ったり、「ああ、お腹が空いた！」と、ちゃんと空腹を感じてから、食べるようにしていますか？

　なぜ私がこのような質問をしたかといいますと、「食事の時間だから」と、お腹が空いていないのに食事をしていると、本来は胃腸が疲れて休みたいにもかかわらず、強制的に働かせている状態に。それは、さながらブラック企業の社長のごとく、胃腸にサービス残業をさせまくっている状態といえるでしょう（笑）。

　お腹がグーッと鳴るのは、胃腸が次の食べものを迎え入れる準備ができたという合図です。合図のないまま、お腹が空いていないのに時間だからと食べていると、そのブラック企業に勤めて過労で倒れるかのように、食欲がない、下痢や軟

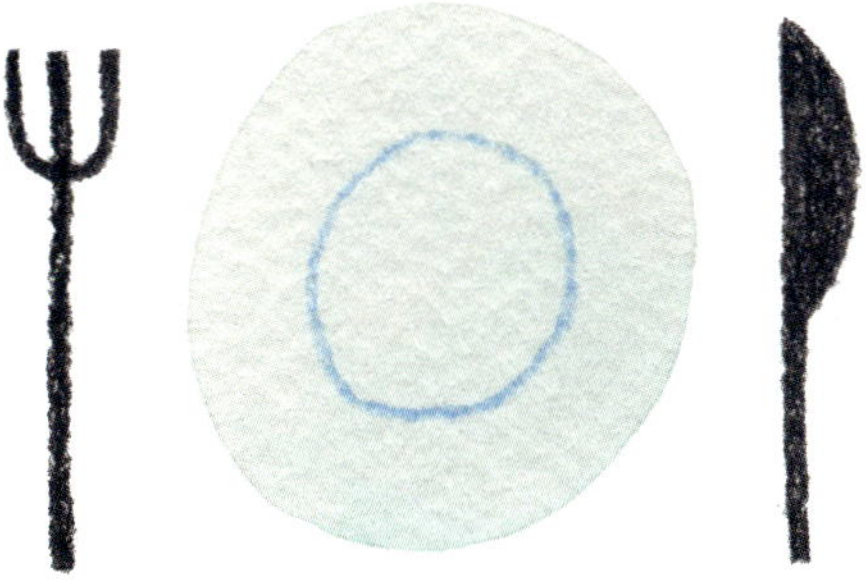

便が続く、疲れが取れないなど、さまざまな不調が起こりやすくなってしまいます。
胃腸が弱ると、元気を作る力も低下しますから、抵抗力が下がり、中医学的には、血を作る力も低下。そのため、月経が不順になったり、肌や髪が乾燥しやすくなったり、不安感がとれなくなったり、また、不眠に陥ることも考えられます。

では、食事の時間になってもお腹が空いていない場合、どうするのがいいと思いますか？

答えは、「1食抜く」です。

食べなくていいんです！　私たちは、小さ

い頃から「ちゃんと食べなさい！」と散々言われて育ったせいか、とかく食べないことに罪悪感があるという方が多いように見受けられます。しかし、ここでよく覚えておいてください。

この飽食の時代に、「食べなくて病気になる」ということは、非常にまれです。それよりも、食べすぎや栄養過多による不調のほうが、明らかに多いのです。

まずは、時間に惑わされず、「ちゃんとお腹が空くまで食べない」ことを、試してみましょう。

ただし、ずっとお腹が空かない、あるいは、ずっと食べられないでどんどん痩せるという場合には、精神的なストレスやその他の病気の影響が考えられます。その際は、ちゃんと専門家に相談するようにしてください。

櫻井先生のひとこと

「お腹が空いたら食べる」は養生の基本中の基本。

よく噛む習慣を

胃の調子が悪い、重い、胃が痛い、下痢や軟便が多い……。そんな症状に心当たりのある人に多いのは、実はしっかりと食べものを〝噛めていない〟というケースです。しっかり噛めていないがゆえに、結果として、胃に負担がかかってしまっているわけですね。

小さいころ、「よく噛んで食べなさい」と言われましたね。噛むということは、硬い歯で食べものを細断《さいだん》し、すりつぶして、消化しやすい状態にすること。つまり、消化は歯で噛むことから始まっているのです。

この段階（しっかり噛む）をきちんと踏んでいないと、本来であれば、硬い歯が行う仕事を、筋肉と粘膜でできた胃が行わなければいけません。つまり、胃にかなりの負担がかかることになります。その結果、胃が疲れ、食欲が落ちたり、余計な胃酸を出すことで胃壁《いへき》を傷《いた》めて、胸焼けするようになったり、痛みが出るようになります。

これはあくまで個人的な見解ですが、特に、納豆ご飯は、みなさん本当に噛んでいません。噛もうと思ってもすべって噛めずに、米や納豆を粒のまま飲み込む率が高くなるのです。あとは、お茶漬けでしょうか。これも、胃にやさしいと思っているかもしれませんが、水分が多く、そのまま飲み込むことが多いため、結果として、胃には負担が大きい食べ方なのです。

それから、忘れてはいけないのが、麺類です。中には「麺類はすするもの。しっかり噛むことに抵抗がある」という方もいらっしゃることでしょう。そういう方は、胃が元気なときに、食べるようにしてください。

櫻井先生のひとこと

ひと口目は最低30回、できれば100回噛もう。

豆はやっぱりいい

和食では、豆料理は副菜になることがほとんどです。普段の食事の中で、豆をメインとして積極的に食べるメニューは少ないかもしれませんが、**豆は本当に栄養豊富で、薬膳的な効果も多岐にわたるので、非常におすすめしたい食材です。**
たとえば、良質なタンパク源である黒豆。美容効果や整腸作用がある、お腹にも肌にもうれしい食材ですが、中医学的には、「補血《ほけつ》」の力が強いことを重視。血は髪の元になりますし、身体のすべてに栄養を与える、とても大事な液体です。黒豆は髪をきれいにし、目を養生し、めまいやふらつきにもよいとされています。

そして、小豆《あずき》は利水して血流をめぐらせ、むくみをとる、解毒する、胃を元気にするといった力があります。つまり、むくみやニキビなどに効果的。特に下半身のむくみには非常によい効果を発揮しますから、足がむくんで痛いとき、ある

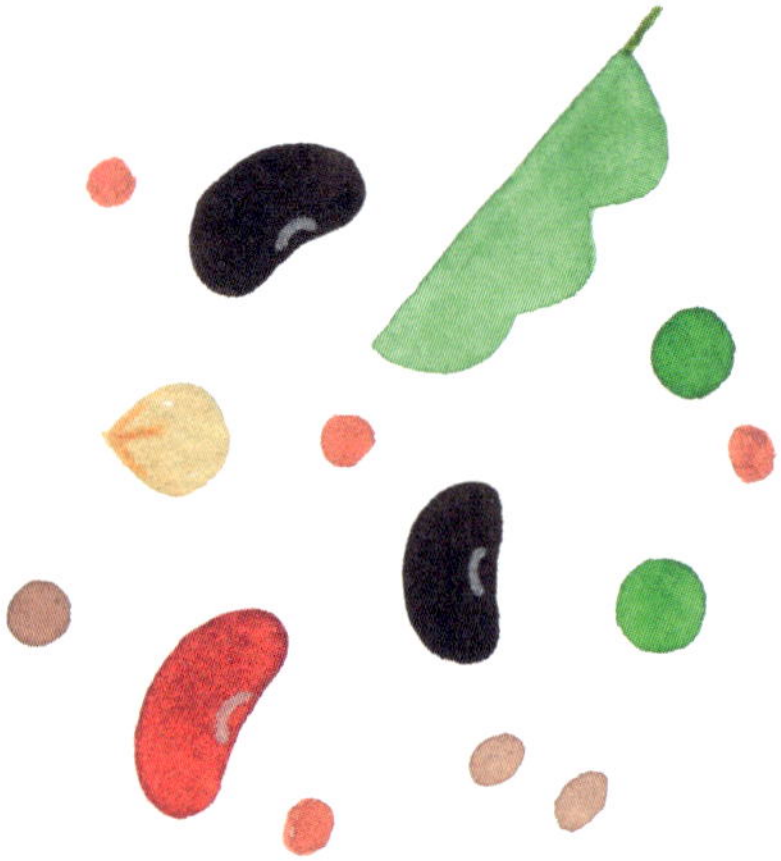

いは妊娠中のむくみなどには、うってつけです。ただし、砂糖を加えてあんこにしてしまうと、逆にむくみやすくなってしまいますので、ここで小豆汁のレシピを紹介しましょう。

❶50gの小豆を1リットルの水につけて、極弱火で15～20分煮る。
❷これを、1日2回、1回につき150ミリリットルを飲む。

冷蔵庫で保存して、1週間以内に飲みきるようにしてくださいね。

櫻井先生のひとこと

この小豆汁、利水作用が強いので、夜間のトイレには気をつけて（笑）。

冷たいものは、ほどほどに

普段からずっと冷たいものを飲んだり食べたりし続けていると、内臓が冷え、消化吸収する力が落ちたり、食欲不振になったり、下痢や軟便になったりと、どんどん元気がなくなってしまうので、注意が必要です。

特に、夏場はどこに行っても冷房がきいています。そんな環境の中で冷たいものばかりを摂っていると、外からも内からも冷やされることになり、ダメージは倍増していきます。理想をいえば、夏場は涼しいところで温かいものを飲むのがよいのですが、やっぱりある程度は、冷たいものが欲しい……。実際に、冷たいものは熱中症の予防や対策にも、ある程度は必要です。

そんなときは、だいたい16～18℃ぐらいを目安にしてみてください。これは井戸水の平均温度です。

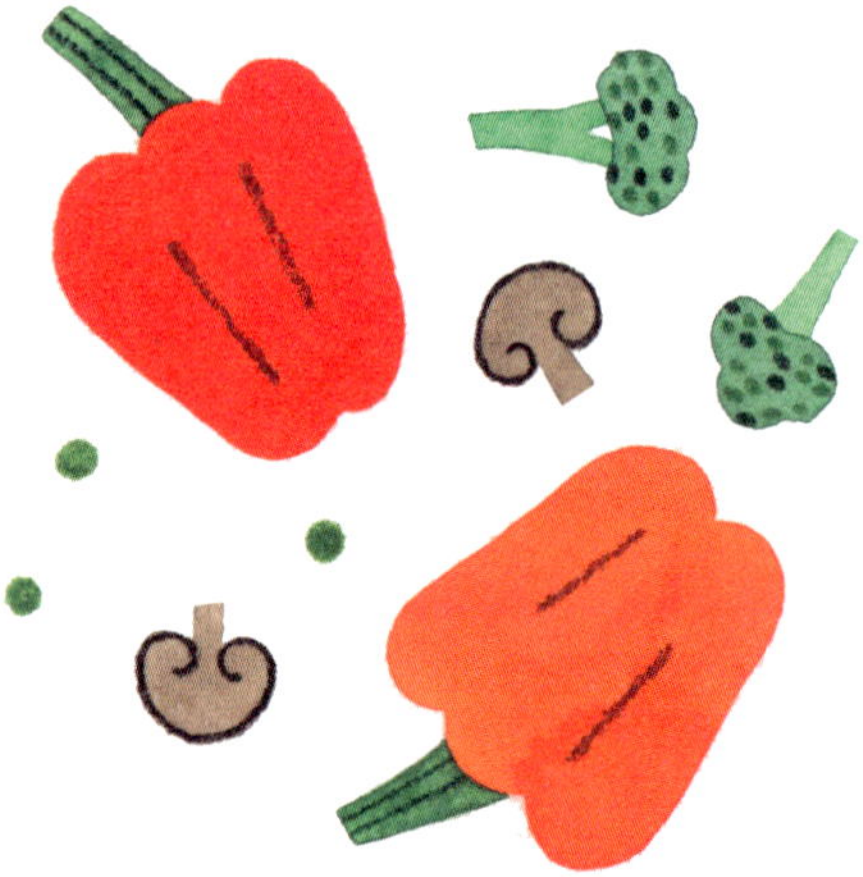

江戸時代に書かれた、日本の養生のバイブルである『養生訓』には、「夏場は井戸水よりも冷たいものを摂らないほうがよい」とあります。

冷やされがちな夏だからこそ、温かいものを摂るように意識するといいでしょう。

具体的には、火が通ったものを1品追加するといいですね。そうすることで、夏バテを防ぐだけでなく、秋の養生につながります。

櫻井先生のひとこと

冷たいものは不調の元。1回でも少なく。

ストレスにはハーブティー

現代を生きる上で、「自分にはストレスがない！」という人は、いったいどれだけいるでしょうか？　あるいは本人がそう思っているだけで、実はさまざまなストレスを受けている、という可能性もあるかもしれません。私たち現代人とストレスは、切っても切り離せない関係にあるのです。

精神的なストレスを受けると、ストレスのクッションになる五臓の肝《かん》が弱ります。すると肝の機能である、気をめぐらせる力が低下。気は胃腸を動かしたり、情緒を安定させるエネルギーですから、これがきちんとめぐっていないと、胃腸が動きづらくなってガスが溜まる、消化や吸収がうまくいかず下痢と便秘をくり返す、あるいは、情緒が不安定になったりします。

そんなとき、中医学の観点からおすすめしたいのは、よい香りをかぐこと。

よい香りをかぐと、たとえ一瞬でも、香りに気がそれますね（p34参照）。この「気がそれる」ということが、何よりも大事なのです。なぜなら、精神的なストレスが重なると、同じことばかり考え込んでしまい、他のことが見えない、考えられない、という状態に陥ります。

そんなときに、よい香りをかぐことで、一瞬でもその香りに意識が動き、「気がそれる」わけです。些細なことのように思えるかもしれませんが、このように、ストレス源について考えない時間を少しでも長くしていくことで、徐々にストレスから離れていくことができるようになるのです。

したがって、おすすめはハーブティー。

ハーブティーは、香りがよく、何より温かいものが胃に入ることで筋肉の緊張がとれますから、よい具合に力が抜け、ほっと一息つける効果があります。また、お湯を沸かして、ハーブをポットに入れて、少し待ち、注いで香りをかぎながら

櫻井先生のひとこと

イライラ、うつうつしたらよい香りを。

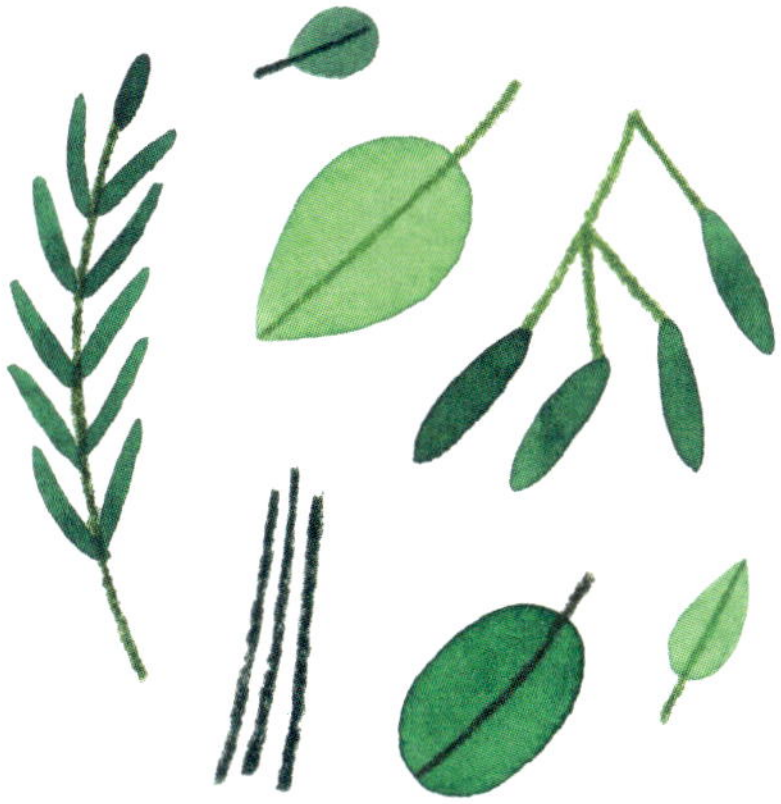

飲むという一連の行為も、ストレス以外のことを考える時間になるため、とても効果的なのです。

おすすめのハーブティーは、リラックス効果があるラベンダーや、気をめぐらせてくれるローズ。それから、ジャスミンやミントなどもいいですね。個人的には、オレンジピールや陳皮《ちんぴ》（乾燥させたみかんの皮）と一緒に飲む緑茶などもおすすめです。

健康とは、実は減らすこと

私が日々の相談の場で感じる、昨今の不調のもっとも大きな特徴は、〝食べすぎ〟によるものが多いということでしょうか。生活習慣病の多くは、美食や多食によるもの。中医学的には「肥《ひ》甘《かん》厚《こう》味《み》」といいますが、脂っこくて味の濃いものや、甘いものを多く摂りすぎると、骨がボロボロになって、胃腸が弱り、次第に身体が弱っていくと考えられているのです。

私たちが健康になるための基本は「慎み＝シンプル」にほかなりません。

つまり、あれこれと新しい食材を取り入れるのではなく、

まずは、不要なものを減らすこと。

それも、まずは身体にとって大きな負担となる、肥甘厚味を減らすことからスタートしてみましょう。

特に、「お腹が空いていないけど時間だから食べている」という方や、「ストレス発散についつい食べすぎてしまう」という方はお気をつけください。お腹が空いていないのに食べ続けると、休む暇がなくなった胃腸がどんどん弱っていきますし（p106参照）、ストレス発散で食べるのも、冷静な目で見ると身体の負担が増しているだけであって、実際のところ、ストレスが解消されることはありません。ストレス発散の大原則は、「他人も自分も傷つけない」でしたね。

それでも突発的に食べすぎて、胃腸に負担がかかってしまったら……。できるだけ消化によい湯豆腐、クタクタに煮た野菜のスープ、あるいはお粥（p92参照）などを食べて、とにもかくにも胃腸を休めるようにしてください。

櫻井先生のひとこと

何を足すかよりも、何を減らすかを大事に。

お酒の話

「酒は百薬の長」という言葉があります。適量のお酒は、どんな薬よりも効き目がある、といった意味合いのことわざです。中医学の世界でも、お酒には、さまざまな効能があると考えます。

たとえば、ビールは寒性《かんせい》（p250参照）ですから、こもった熱を冷まし、うるおいを補い、鬱々《うつうつ》とした気分を解消して、食欲を改善。さらには、利水作用もあります。また、焼酎は冷えを散らして、血流をめぐらせる働きがあります。

つまり、暑いときにはビールで気分をさっぱりさせたいとか、寒い冬は焼酎で身体を温めたいというのは、中医学的にも「まさに、その通り！」という感じなのです。

ただし、ご存知の通りかと思いますが、アルコールには身体的、精神的依存性があります。そして、〝耐性〟が非常に強く、飲むほどに量が増していくため、正しい距離感を持ってつき合っていかないといけません。

「酒は飲んでも、飲まれるな」という言葉が示す通り、きちんと自己管理をしないと、簡単に飲み込まれてしまいます……。くれぐれも、お気をつけください。

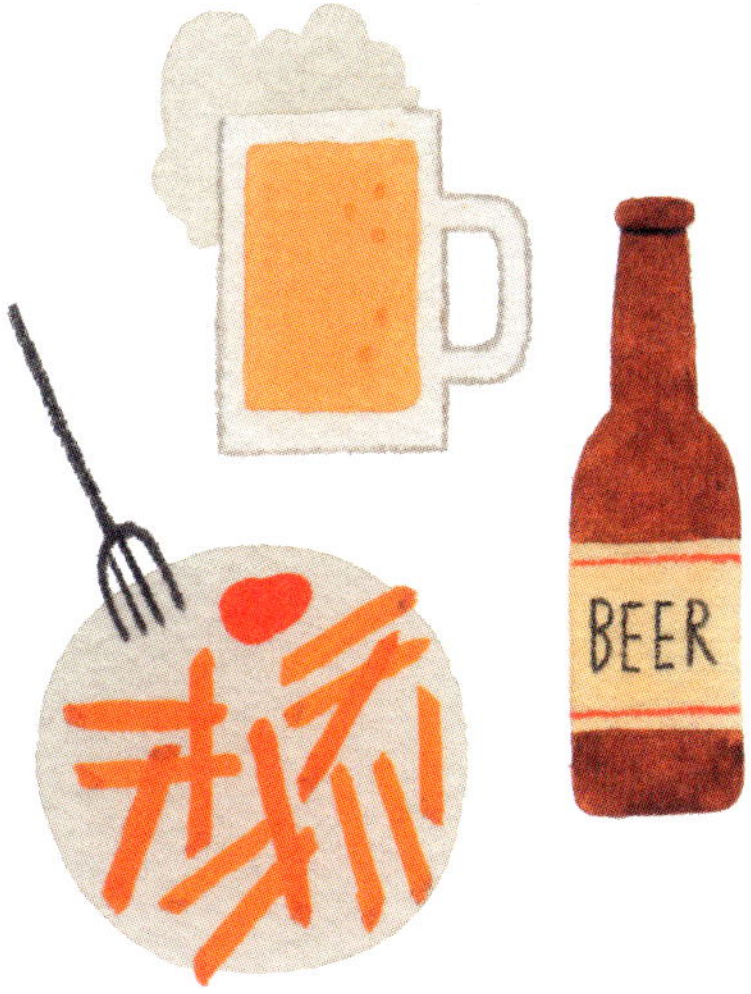

櫻井先生のひとこと

たまにはお酒と楽しい時間を過ごすのも養生です。

季節の食養生

春の食養生

春は「肝《かん》」の季節です。

自分の身体の状態を見つつ、肝の働きを高める食材を積極的に摂るようにしましょう。

まずは、**気《き》や血《けつ》をスムーズにめぐらせる食べもの**。具体的には、イカ、牡蠣、レバー、貝類、セロリ、パセリ、せり、ゆず、グレープフルーツ、パクチー、玉ねぎ、ジャスミン茶、カモミールティーなどです。気の流れが滞っている場合、イライラや落ち込みなどの情緒の不安定、お腹にガスが溜まる、下痢と便秘をくり返す、脇腹が張って痛む、女性であれば月経前に胸が張って痛む、などの症状が見られるようになります。

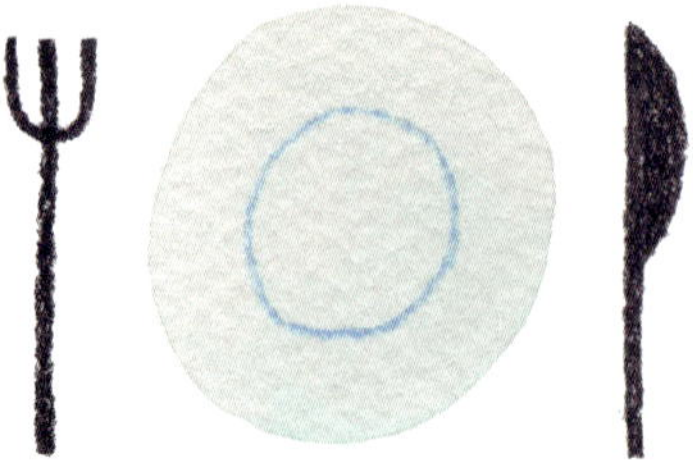

次に、**血《けつ》を補う食べもの**。牡蠣など貝類、ブリ、レバー、イカ、カツオ、卵、黒豆、大豆、黒ごま、落花生、ひじき、小松菜、ほうれん草など。血が不足していると、抜け毛や白髪、目や肌の乾燥、立ちくらみなどが見られます。

最後に、**肝を養う食べもの**。柑橘系などが持つ酸味がおすすめですが、注意も必要です。もし、イライラが強かったり、食欲がなく元気がないというようなことがあれば、それは肝の働きが〝過剰〟になっているため。酸っぱいものを摂りすぎないようバランスをとるべきです。

その場合のイライラ対策には、「苦味」を摂るとよいでしょう。具体的には、セロリ、ゴーヤ、レタス、グレープフルーツ、三つ葉、せり、緑茶などがおすすめです。また、食欲がないときは、いも類、米、豆類、キャベツ、鶏肉、栗、イワシ、うなぎ、餅米などを加熱して、少しずつ食べるようにしてみてください。

夏の食養生

夏は「心《しん》」の季節です。

暑い夏は、熱を帯びやすい心に負担がかかります。そんな心をいたわり、養うには、苦い食材が鍵となります。

薬膳において、苦味の代表といえば、なんといってもゴーヤ。ゴーヤの薬膳的効能は、「清暑熱《せいしょねつ》」（こもった熱を冷ます）、「解毒消腫《げどくしょうしゅ》」（炎症をしずめる）、「清《しん》肝火《かんか》」（イライラをしずめる）、「明目《みょうもく》」（目をスッキリさせる）。

さあ、どうでしょう。夏にピッタリの食材だと思いませんか？　さらに、熱を冷まし、うるおいを補ってくれる豆腐と一緒に摂る料理、ゴーヤチャンプルーは、夏場の養生食として最強だと思われるほどです。

心を養う食べものは、その他にも、緑茶、うど、エシャロット、アスパラ、オクラ、カブ、ごぼう、高菜、タラの芽などがあります。また、ゴーヤと同じく心の熱を冷まし、失ったうるおいを補う力を持った緑豆もやしをゴーヤと一緒にさっとゆで、鶏がらスープとごま油、塩・こしょうであえたものも、おいしく身体によいので、おすすめですよ。

秋の食養生

秋は「肺《はい》」の季節です。

秋といえば乾燥が気になりはじめますが、肺は非常に乾燥に弱い臓ですので、辛いものの食べすぎはひかえて、うるおいを補う力を持った食べものを摂るようにするとよいでしょう。

うるおいを補う食べもの。たとえば、梨、

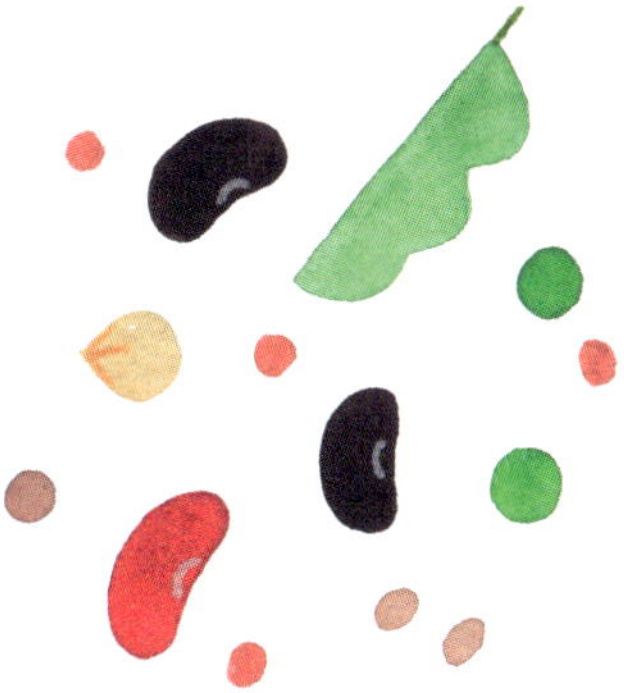

れんこん、ゆり根、白きくらげ、松の実、豆腐、豆乳などの白いもの。それから、肺を元気にするアーモンド、銀杏、くわい、ズッキーニ、大豆もやし、柿、干し柿、びわ、白魚、豚足、卵などもおすすめです。

ちなみに、「乾燥といえば、こまめな水分補給」と考える方がいらっしゃるかもしれません。経口での水分補給ももちろん大切ですが、実は、それだけでは乾燥を補うまでには至らないのです。ですから、この時期のうるおいは、あくまで〝食べて補う〟ことを意識するようにしてください。

冬の食養生

冬は「腎《じん》」の季節です。

冬は、秋に補給したうるおいを減らさないようにするために、身体を温めるものやうるおいを補うものを食べましょう。

調理法では、生は避け、火を通して食べるようにしましょう。

まずは、**身体を温める食べもの。**生姜、ナツメグ、シナモン、八角、フェンネルシード、唐辛子などがおすすめです。他に、栗、くるみ、桃、サクランボ、鮭、うなぎ、エビ、羊肉、鹿肉、牛肉、鶏肉、紅茶などもいいですね。

また、**うるおいを補う食材。**黒ごま、白ごま、あわ、豆腐、餅米、ハトムギ、黒豆、トマト、黒きくらげ、白きくらげ、里いも、ゆり根、白菜、山いも、梨、りんご、柿、カニ、エビ、牡蠣、昆布、豚肉や卵、はちみつ、オリーブオイルなどがあります。

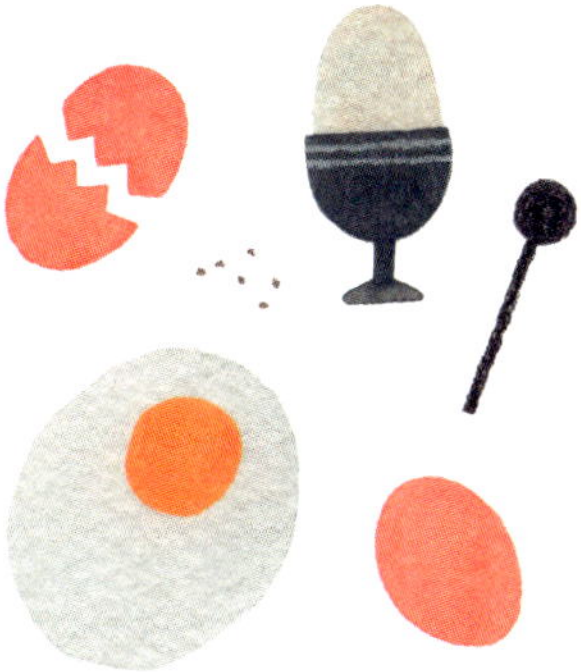

長夏（梅雨）の食養生

長夏（梅雨のこと。p184参照）は、「脾《ひ》」の季節です。

この時期のジメジメした「湿邪《しつじゃ》」（湿気による人体におよぶ害）にやられないようにするには、冷たい食べものや飲みものをできるだけ摂らないという他にも、暑いときは涼しい部屋で温かいものを飲むようにすることが大切です。

湿邪にやられると重だるくて、むくみ、食欲も元気もなくなります。そうなる前に、ぜひ、次の対策を試してくださいね。

唐辛子や生姜など発汗を促す食材を摂ることもよいです。ただし、肌に炎症がある場合や、イライラが強い、熱がこもっているようなときにこれらを食べると悪化することがあるのでご注意ください。

その他にも、ねぎ、三つ葉やせりなどの香味野菜や、グレープフルーツ、オレンジ、みかんなどの柑橘類は、その香りで胃腸の働きを活発にするため、体内の余分な水分である湿の排出を助けてくれます。ただし、柑橘類は冷やして食べると湿を生む原因ともなりかねないので、冷蔵庫に入れず、かならず常温で食べるようにしましょう。

あるいは、きゅうりやスイカなど、利水作用といって、不要な水分を排出する効果のある食材もおすすめです。気をつけたいのは、トマトやきゅうり、冬瓜など。これらの食材には、利水作用と同時に、身体の余分な熱を奪うものもあるので、冷え気味の方は常温、または火を通して摂るようにしてください。

利水作用のあるおすすめ食材としては、その他にも緑豆春雨、黒豆、メロン、蛤、白菜、アスパラガス、グリーンピース、高菜、とうもろこし（ヒゲごと）、緑豆や小豆、インゲン豆などの豆類、ハトムギ、セロリなどがあります。

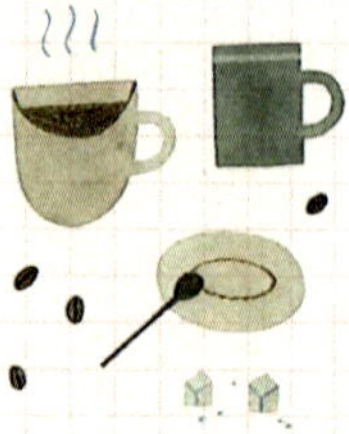

column

櫻井先生の養生ライフ
3

嗜好品との付き合いかた

私のコーヒー好きは本文でもお伝えしましたが、もしかすると、豆を買ってきては自分でガリガリと挽き、香りを楽しむという一連のプロセス自体が好きなのかもしれません。

また、ツイッターでみなさんに「菓子パンはごはんじゃない」とくり返しお伝えしている私ですが、案外、私も甘いもの好き。みなさんへのアドバイスには、自戒も込められているのです（笑）。

特に若いころの食生活はひどいものでした。朝は甘い菓子パン、昼はかつ丼大盛、夜は友人と飲みに……。そんな私に、食養生の先生が言ったのです。「君は、食べものを冒涜《ぼうとく》している。一つひとつ、感謝して食べなさい」と。青天の霹靂《へきれき》とは、まさにこのこと。でも、中医学の世界では、必ずしも嗜好品を禁止しているわけではありません。「養生のための食か、楽しみのための食（嗜好品）か」ということを意識して、普段から「感謝して」食事を摂るようにしてくださいね。

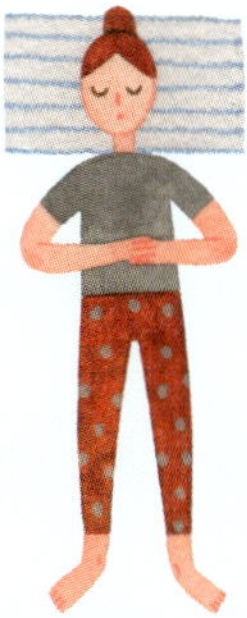

第 4 章

眠ること、休むこと

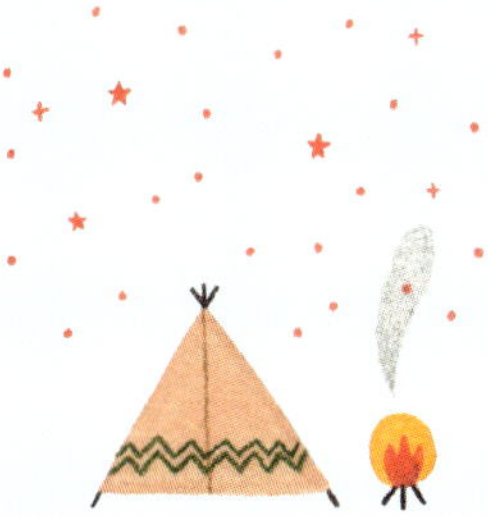

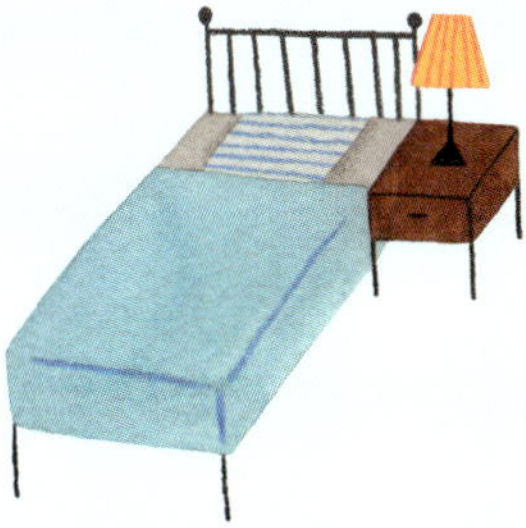

睡眠は、身体と心を整える上で、もっとも大切な要素といってもかれ過言ではありません。よい眠りとよい休息のための習慣を、ぜひ、ひとつからでもいいので始めてみてください。

眠ることとは

みなさんは、「人は食べなくてもしばらく生きていられるが、眠らないと2週間もたない」といわれていることを、ご存知ですか？　これは、脅しではありません。それほどまでに、睡眠は私たちにとって大切だということです。

私たちの脳は、睡眠中に記憶を整理し、必要なものを固定して、不要なものを消去しています。もちろん、うっかり必要なものを消去してしまうことも多々ありますが……（笑）。そして、身体のほうはというと、睡眠中に故障した箇所を修復したり、新しく成長させたりする活動をしています。

紀元前に書かれた中医学最古の古典『黄帝内経《こうていだいけい》　素問《そもん》』には、「人は横になると、血《けつ》は肝《かん》に帰る。起きているときは血が働き、よく見えるようになる」と書かれています。

つまり、中医学では、全身に栄養を届け、精神の安定にも関与している血は、日中、全身を駆けめぐり、夜になると、五臓の肝に戻って浄化されると考えているわけです。したがって、よい睡眠が得られないと、肝に戻れない血はどんどん汚れていき、そのため、身体のあちこちで不具合が出るようになり、精神も不安定になっていきます。

血を蓄え浄化する働きをする肝と、それに付帯する六腑《ろっぷ》の胆《たん》。このふたつの臓器がよく働く時間帯を、中医学では、午後11時から午前3時の間としています。つまり、この時間にしっかり眠って肝と胆を養生することが、心身の健康の維持には不可欠というわけですね。

ちなみに、眠るときは、母親の胎内にいるような姿勢、つまり、横向きで軽く足を曲げて寝るのがよい、という考えもあります。心臓が圧迫されず、胃腸も動きやすく、全身がリラックスしやすいので、身体の隅々まで酸素や栄養素が行き

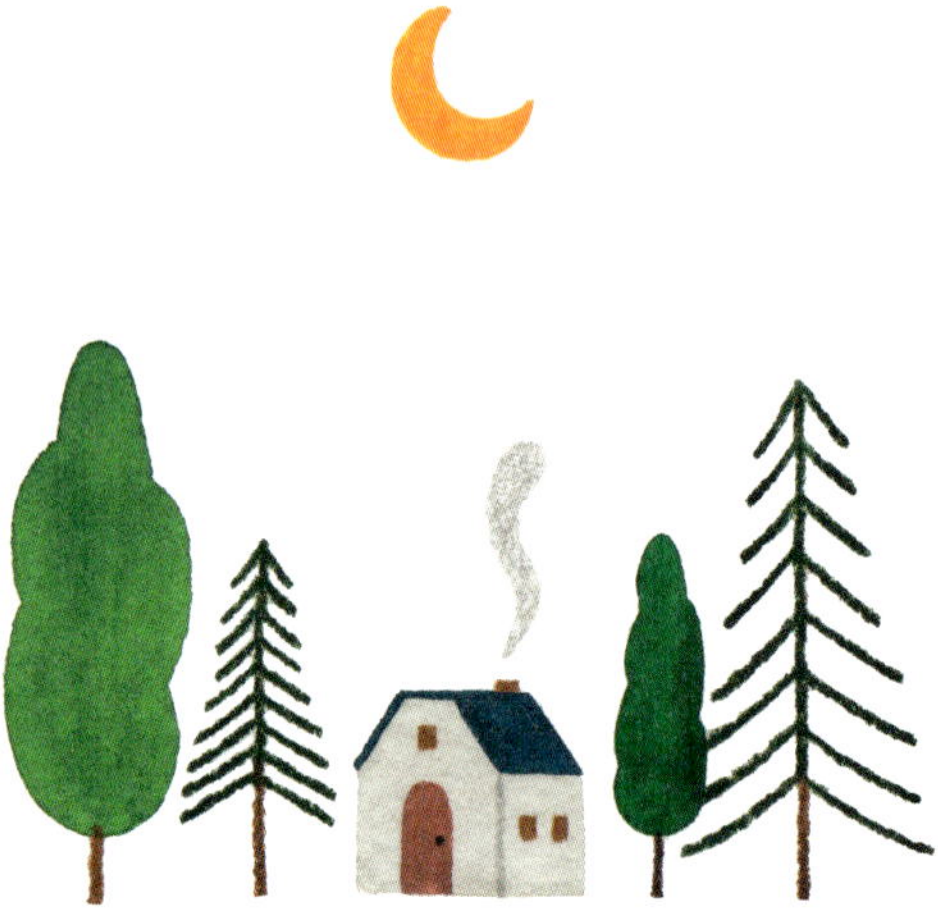

渡るからだそうです。また、これは個人的な感覚なのですが、手を胸の上に置いて寝ると、悪夢を見る傾向にあります。なぜでしょうか(笑)。単純に苦しいからかもしれませんが、みなさんもお気をつけを。

そして、寝る前には部屋を暗くして、リラックスモードに切り替えること。夜が来たことを認識させるメラトニンというホルモンには、良質な睡眠をもたらし、身体の成長や修復に必要な成長ホルモンの分泌を促す働きがあります。ただし、光を感じると、このメラトニンの分泌が減少するため、スマホやテレビを寝る直前まで見るのは避けたほうがよいでしょう。煌々《こうこう》と電気をつけていては、脳は朝と勘違いして眠りが促されませんし、疲れも取れません。上手に間接照明を使うとよいかもしれませんね。

筋肉をほぐして身体を適度に温め、身体を眠りやすい状態にするには、少々早めの入浴もおすすめ。そのとき、好きな香りのアロマを使うとさらに効果的です。よい睡眠は身体のためだけでなく、心にとっても欠かせないものなのです。

できれば、毎日11時前の入眠を心がけたいものです。忙しくて「11時なんて到底無理！」という人も、休みの日だけは、10分でも早く寝るように心がけてみてください。

心と身体の健康のためにもしっかり眠って、心地よい朝を迎えましょう。

櫻井先生のひとこと

だるい、疲れが取れない、目が辛いのは睡眠不足かも？

10分でも早く寝る

どんな体調不良であれ、中医学における改善法の第一歩として「まずは睡眠！」ということを、ぜひ、覚えておきましょう。

睡眠は、身体と心を整える基本中の基本です。

私のもとへご相談にいらっしゃる方々にも、口を酸っぱくして睡眠の重要性をお話ししているのですが、それは、どれだけ効果的で高価な薬や漢方を使っても、睡眠がおろそかになっていると、期待した結果は得られないからです。

中国には、「仙方を探すより、睡方を探すことが先決」という言葉があるそうです。仙方とは、不老長寿の薬という意味で、睡方とは眠れる薬という意味。少々極端に感じられるかもしれませんが、何をもってしてもまずは寝ることが先決、というわけです。したがって、「時間が余ったら寝る」ではなく、「睡眠を最優先にしてスケジュールを組む」ことを心がけてみましょう。
「早く寝ろと言われても、そんなに早く眠くならない」という人も多いです。そんな人にお伝えしたいのは、「早く寝るコツは、早く起きること」ということ。

私たちの身体に、眠る時間を知らせるホルモンのメラトニンは、起床から14〜15時間後に分泌が始まり、その後2〜3時間でピークを迎えます。つまり、午後11時に眠くなるには、朝6時に起きるのが理想ということですね。ついつい、就寝が遅くなりがちな方は、いつもより1時間早く起きる習慣をつけてみましょう。

毎日、どうしても仕事で帰宅するのが遅い、あるいは、夜勤がある、という方は、休みの日だけでも、1日でも多く、11時までに眠る日を作るよう、心がけてみてください。

櫻井先生のひとこと

しんどいときは特に、10分でも早く寝よう！

ボーッとしよう

「しんどい」「今日ばかりは、何もしたくない」……。誰にでも、そんな日があります。そんなときは無理せず、自分の心がおもむくままに、やりたいことをしてみるのはいかがでしょうか？　ボーッとする、寝る、テレビを見る。他人に迷惑さえかけなければ、なんでもオッケーです。なぜなら、しんどいときに無理をすると、大抵の場合、ろくなことになりません。

ボーッとしていても、頭の中では、ついつい、あれやこれやと考えてしまうことがありますね。それでは、ボーッとしていることにはなりません。つまり、「考えている状態」です。そんな「考えている状態」の自分に気づいたら、ぜひ、頭の中で「あ―――」っと叫んでみましょう（笑）。実際に口に出してもいいですね。そうすることによって、頭は何も考えられなくなり、強制的にボーッとすることができます。ぜひ、トライしてみてください。

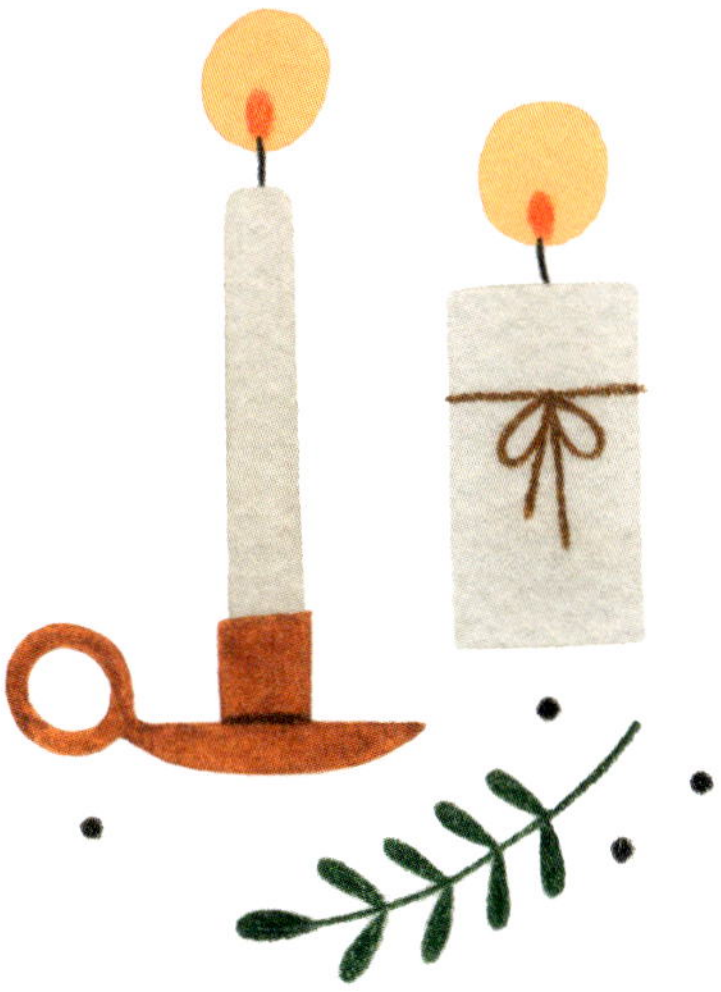

ボーッとするのは脳にとって、非常に大切な時間です。ボーッとしている間に、脳の中では、受け取った情報の整理や自己認識の確認、記憶の整理といった作業を、着々とこなしています。

ちなみに、ボーッとすることを、哲学や心理学で「エポケー（判断を保留する、の意味）」といいます。

休むためだけでなく、活動を続けるためにも、ボーッとする時間は大切なのです。

櫻井先生のひとこと

「決めない」ことも、ときとして大切。

眠りは陰陽のバランス

中医学では、人の身体は、自然が持つ「陰陽《いんよう》の変化」に対応していると考えています。たとえば、陽の気が増えれば活動的になりますし、陰の気が増えれば鎮静化されて眠くなる。ごくごく、自然なことですね。自然の陰陽とは、影と光。暗闇と太陽。そんなふうに、理解していただければよいでしょう。

陽の気は活動のエネルギー。つまり、西洋医学でいうところの交感神経に近いものです。陽気《ようき》の大元は太陽ですから、日が出ている時間は活動的になれます。対して、陰の気の大元は闇なので、太陽が沈むと、眠くなります。つまり、陰気《いんき》とは鎮静のエネルギー。西洋医学でいうところの副交感神経と考えていただければよいかと思います。

交感神経は、「闘争と逃走の神経」とも呼ばれ、心拍数や血圧を上げ、手足の筋肉を活発に動かし、自動車でいうアクセルにあたる神経になります。そして、副交感神経は、食事や睡眠を管轄する、自動車でいうところのブレーキにあたる神経です。

したがって、陽気が優勢な日中はアクセル全開で活発に動き、陰気が優勢な夜には、しっかりブレーキをかけて眠る。これが自然なリズムだと考えています。

このリズムを維持するためには、陰気と陽気、両方の「気」が充実して、正しく機能していなくてはいけません。どちらかが多すぎたり少なすぎたり、あるいは、きちんと働けていなかったりすると、日中に眠くなったり、夜に目が冴えたりと、不具合が出てしまうのです。

みなさんも、ちょっとだけ寝たら元気になった、逆に、ちょっと寝たらさらに眠くなってしまった、という経験があるかと思います。これらを中医学的に解説しますと、ちょっとでも寝たことで、その人に足りなかった陰気や陽気が少しだけ回復した状態といえるでしょう。

中医学の古典『黄帝内経《こうていだいけい》　霊枢《れいすう》』には、「陽気が盛んであれば、目はスッキリ見開き、陰気が盛んであれば、瞼《まぶた》は重くなり閉じる」と書かれています。

陰気が少なすぎたり、陽気が多すぎたりすると、眠りが浅くなったり、ひどい場合は、不眠になったりするわけです。対して、陽気が弱すぎたり、陰気が強すぎたりする場合には、ちゃんと睡眠をとっているにもかかわらず、昼間に眠たくなったりします。

陰気と陽気のバランスを整えるには、日中、陽の光を浴びること、夜は部屋を暗くすることが基本です。朝起きたら、まずは窓を開けて、深呼吸して、しっかりと陽気を体内に取り入れましょう。加えて、夜になったらいつまでも明るい部屋でパソコンを見るのはやめて、間接照明などで暗めにしておくことです。

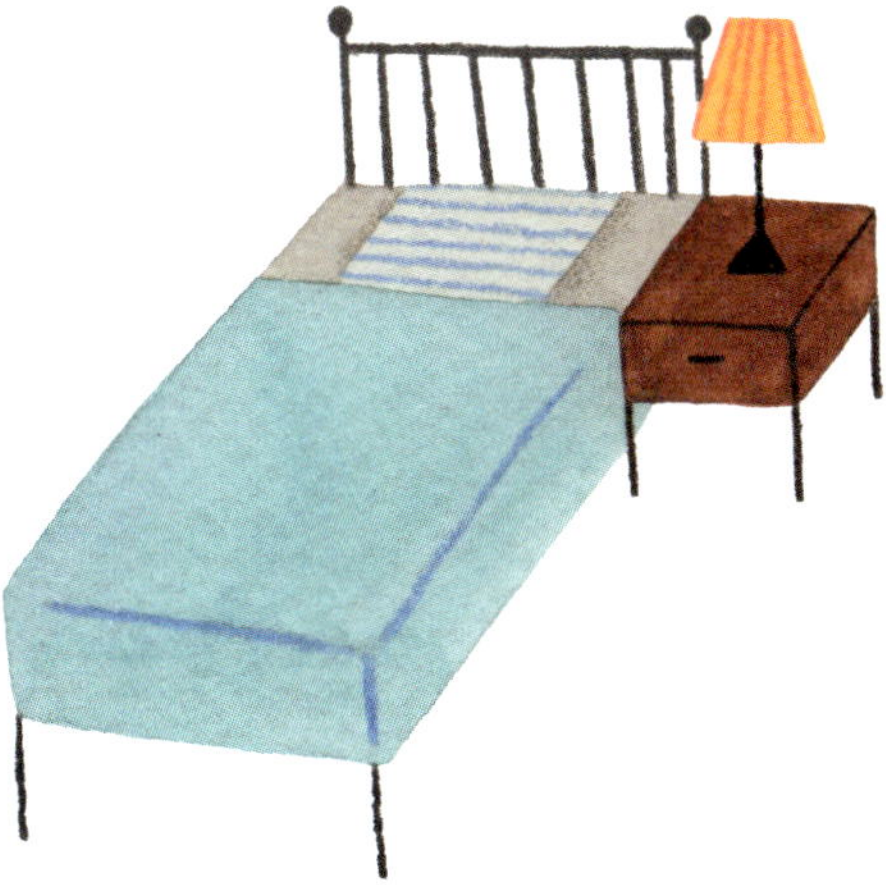

あるいは、頭を使っているのに、身体は使っていないため、心身のバランスがおかしくなっているというケースもあります。

つまり、交感神経と副交感神経といった、自律神経のバランスが崩れて不眠に陥ってしまうのです。

この場合は、少しでもいいですから、身体を動かすのがいいでしょう。おすすめは、夕食後のスクワット。すぐにやるとお腹が痛くなりますし、寝る直前では目が冴えてしまいますから、食後1時間ぐらいのタイミングで、ゆっくり10回ほど、スクワットをしてみてください。

一方、体内では、陰気も陽気も飲食物から作られます。月並みではありますが、朝早く起きること、そしてバランスのよい食事が、正常な睡眠には不可欠です。

食事面で陽気を補うには、米、いも類、豆類、鶏肉、羊肉などがおすすめ。そして、陰気を補うには、マグロ、イカ、牡蠣、黒豆、黒米、黒ごま、黒きくらげ、舞茸、いちご、トマトなどがよいでしょう。

ただし、就寝2時間前には食事が終わっていることがポイントです。食事が遅くなる場合は軽めの食事にして、脂っこくない、さっぱり味の食事を心がけるといいですよ。

櫻井先生のひとこと

よい睡眠のためには日光浴をしよう。

昼寝のすすめ

中医学では、夏には少し昼寝をするのがよい、という考え方があります。なぜなら、夏はたとえ寝るのが遅くなっても早く起きるのがよいとされていますから、そんな時期は少しだけ昼寝をして、身体を休めることが大切だというわけです。

電車の中でうたた寝をしただけでも、その後スッキリと目が覚めて、頭がまた冴えるようになった、休みの日にふと居眠りをしたら、その後、逆にだるくなってしまった、あるいは、昼寝をしてしまったがために、夜に眠れなくなったという経験がある人も少なくないでしょう。

スッキリ目覚めて夜の睡眠にも影響しない昼寝（仮眠）をするためには、留意すべきポイントがあります。

まず、睡眠には４つのステージがあることを覚えておいてください。

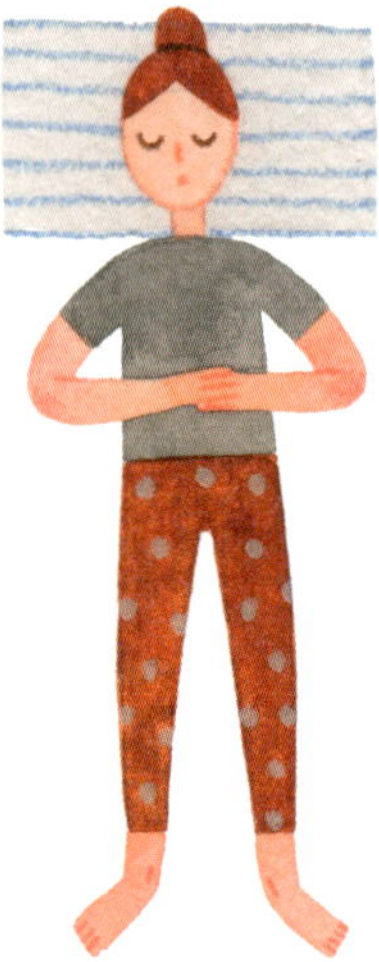

ひとつ目とふたつ目は比較的浅い睡眠で、3つ目と4つ目が深い睡眠とされています。

第1ステージは、最初のウトウト段階。

第2ステージは、その5～10分後、呼吸が整ってくるような段階です。

第3ステージは、眠り始めて20分を超えるころから突入します。

第4ステージは、眠り始めて30分以降の、最も深い睡眠段階のことです。

仮に、日中に30分以上の昼寝をしてしまうと、この第3、第4の深いステージに達してしまいますから、夜に深く眠れなくなってしまいます。なぜなら、3と4の深い睡眠ステージは1日に限られた分だけしかないためです。日中に消費すると、夜の分がなくなってしまうというわけですね。

以上のことからも、昼寝は15～20分程度が好ましいといえるでしょう。

ちなみに、昼寝にベストな時間帯は、11時から13時の間。

中医学では、この時間帯を、精神を管轄する五臓の心《しん》の時間帯としています。11時から13時はちょうど昼休みの方も多いでしょうから、休みの間に15分程度の軽い睡眠を取ることで、午後も元気に動けるようになることでしょう。

櫻井先生のひとこと

よい睡眠のためには昼寝は20分以内に。

伸びやストレッチ

朝、出社して、そこからずーっと座りっぱなしでパソコン作業を一日中続けているという人も、少なくないと思います。そんな人は、1時間に1回でも休憩をはさみ、伸びをしたり、立ち上がって歩くなどして、少しでも身体を動かすように心がけてみてください。

中医学では、流れが滞るものは腐る、そして、その滞りは、痛みや炎症、気分の波などのトラブルの元にもなってしまうと考えます。身体のすべての活動の源になる「気《き》」は、動くことで全身をめぐりますし、栄養を運ぶ「血《けつ》」も、やはり動くことでめぐりやすくなりますから、ちょっとした〝1時間に1回〟の心がけが重要になってくるのです。

血の流れが悪くなると、肩こりや頭痛、生理痛などの痛みをはじめ、肌の黒ずみやシミ、さらには、しこり（筋腫《きんしゅ》や嚢腫《のうしゅ》などから、ガンなど）の元になると考えられています。また、気の流れが滞ると、お腹が張って苦しくなったり、月経前に胸が張って痛くなったり、あるいは、イライラや落ち込みが激しくなり、情緒が不安定になったりします。

いっときの滞りなら、ちょっと動くだけでも、ある程度は解消されることでしょう。ところが、その滞りが積もっていくと、エネルギー（気）も栄養（血）も届かなくなり、身体の機能がどんどん低下していってしまいます。動かないことは、アンチエイジングならぬ、いわば、エイジング＝老化といっても過言ではありません。

櫻井先生のひとこと

いつまでも若々しく元気でいるために、身体を動かそう。

遊びのスパイスも

みなさんは車を運転されますか？　もし、運転する人ならおわかりになると思うのですが、車のハンドルにはちょっとだけ「遊び」があって、少しゆすったぐらいでは車の方向が変わらないようになっています。もちろん、ハンドルを回し続けると、その方向へ進んでいきますし、レーシングカーなどは例外ですが、普通の車のハンドルには、基本的に「遊び」があります。もし、この「遊び」がなければ、ちょっとした動きでも右へ左へと方向を変えますから、運転が安定しなくなってしまいます。

この、いわゆる「遊び」は、私たちの生活にとっても、非常に大切です。中医学の養生でも、朝から晩まできっちり完璧、デザートもお菓子も一切食べない！　添加物なんてもってのほか！　ファストフードなんて絶対食べない！　と、かた

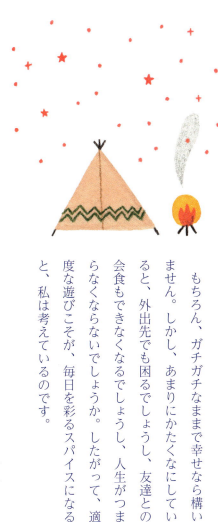

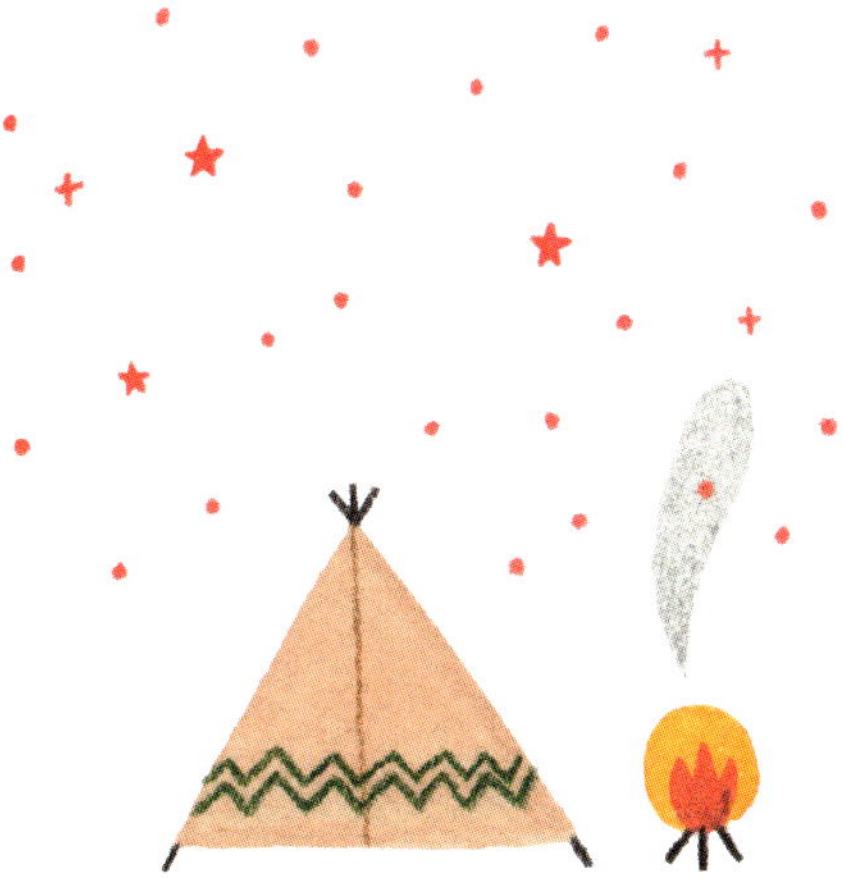

くなになってガチガチになっていると、しなやかさがなく、逆に病んでいってしまいます。

もちろん、ガチガチなままで幸せなら構いません。しかし、あまりにかたくなにしていると、外出先でも困るでしょうし、友達との会食もできなくなるでしょうし、人生がつまらなくならないでしょうか。したがって、適度な遊びこそが、毎日を彩るスパイスになると、私は考えているのです。

たまには、甘いものをたらふく食べてもいいし、朝まで夜遊びするのもいいでしょう。

私に養生を教えてくれた先生は、こう言っていました。

「養生とは、禁止を作るものではなく、好きなことを好きなときにしても、食べたいものを食べたいときに食べても、びくともしない身体作りのことだ」

私が伝えたいのは、まさにこれなのです。

つまり、その「遊び」のために、普段から身体に気をつけておく。これこそが、養生です。何事もすべてを完璧にこなそうとせず、「遊び」を大切にして、日々を楽しく過ごしましょう。

櫻井先生のひとこと

「遊び」を大切に生きよう。

頑張らない

最近、ちゃんと休んでいますか？　「頑張ることが美徳、頑張ることが当たり前、頑張ることがすべて」、そんな思考に陥ってはいませんか？　頑張らないと「怠けている、だらけている」などと思われるかもしれませんが、私は頑張りません。なぜなら、無理をして仕事を続けたとしても、ちっとも楽しくありませんから。

くり返します。私は、頑張りません。スケジュールを作るときは、休みを先に入れますし、その上で、仕事を割り振っています。1日の中でいえば、まずは寝る時間を決めて、余った時間で活動できることをしています。加えて、休日は「やらないことリスト」も作ります。あれもこれもとやりがちな性分なので、やらないことを先に決めておくわけです。つまり、つねに「どうやったら休めるか」を大前提に考えているのです。

しかし、決して仕事が嫌いというわけではありません。人生の大半は仕事の時間ですから、その仕事が嫌いだったら最悪ですよね。ただし、仕事の時間がどうやったら充実するかをつねに考え、実践しています。その一環として、ちゃんと休むということを大事にしているというわけです。

人は、頑張って辛くなっているときには、よい選択も判断もできません。よい結果も残せません。疲れているときは判断しないように。もちろん、イライラしがちになりますし、不安にもなります。

頑張ると辛くなるのがわかっているから、先に休む。いえ、少しでも辛くなる気配が見える前に、貪欲に休む。睡眠時間は最優先にする。そうすると、メンタルが安定してきますから、仕事の充実度も変わってくるはずですよ。

櫻井先生のひとこと

どうやったら休めるかをつねに考えよう。

目を休めよう

スマホやパソコンの普及によって、私たちは、一気に目を酷使するようになりました。

中医学では、ものを見るには、目に「血《けつ》」が十分にあることが必要だと考えます。血とは、栄養を運ぶ赤い液体で、精神の安定にも関与しています。

目を使いすぎると、この血を消耗します。すると、身体のあちこちに栄養が届かなくなり、肌や髪の乾燥、動悸《どうき》、不眠、そして不安感などが現れます。スマホの見すぎなどで不眠の方は、現代人に多いですね。また、女性であれば月経血の量が少なくなる、月経が不順になることもあります。ちなみに、多くの女性が産後、抜け毛や髪の乾燥を訴えるのは、妊娠出産、そして授乳により、大量の血を消耗するからです。

中医学における「五行論」（p246参照）では、目は五臓の肝《かん》とつながっていると考えます。目とつながっている、この肝系の「経絡《けいらく》」というエネルギーの通り道をほぐして、目をいたわるようにしましょう。（経絡とは、ツボとツボを結ぶ、いわゆるエネルギーの通り道。ツボが駅、経絡が線路と考えるとわかりやすいかもしれません。この線路と駅を通じて、肝と目はつながっているのです。）

具体的には、肝のツボと経絡があるのは、側頭部のこめかみから後頭部にかけてです。目が疲れた、イライラする、不安になる、お腹が張る……。そんなときは、人差し指、中指、薬指で、この肝のツボと経絡を、じっくりとマッサージしながら、ほぐしてみてください。

櫻井先生のひとこと

目をしっかり休める時間を作ろう。

笑おう

「タバコは百害あって一利なし」という言葉を知らない人はいませんね。では、「笑うことは、百の利益があってひとつの害もない、とっても身体によい行動である」ことを、意識したことはありますか？

古典『黄帝内経《こうていだいけい》』には、「喜ぶと気が穏やかになり志が遂げられる。気血のめぐりもよくなり、気がゆるまる」とあり、笑って喜ぶことが、穏やかに、そして健康になれる秘訣であると書かれています。日本にも、「笑う門には福来る」という言葉があります。つまり、私たちは経験的に、笑いが健康によいということを知っているのです。

科学の分野でも、「笑う」ことが健康を増進するという結果が、たくさん報告されています。たとえば、初期免疫能のひとつであるＮＫ細胞活性が起こるほか、疼痛緩和《とうつうかんわ》、アレルギー患者の皮膚症状の改善、食後血糖値上昇抑制、リラクゼーション効果がある、ということなどがわかっています。

面白い動画を見る、バラエティ番組を見る、落語を聞く……。笑えるようであれば、どんなことでもオッケーです。なんと、

口角と眉毛を上げて、笑顔を作るだけでも効果があるとされているほど！

それほどまでに、笑いはポジティブな効果に満ち溢れているのですね。

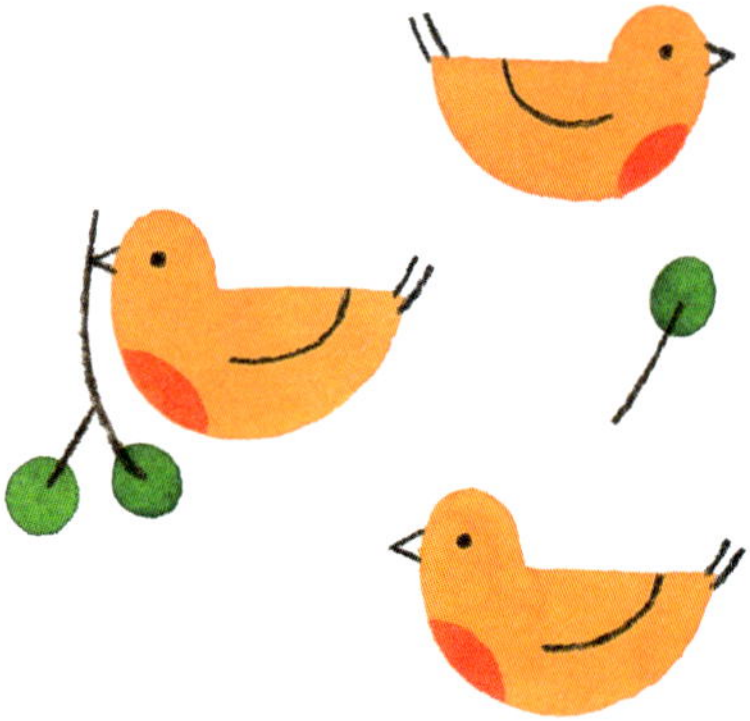

櫻井先生のひとこと

毎日、少なくとも一笑いするように。１日の最後は、笑いで終わりましょう。

情報を遮断する

朝起きて、おもむろにスマホを見て、SNSやニュースサイトをチェック。キッチンで朝食の準備をしながら、テレビをつける。家を出て電車に乗れば広告の嵐ですし、モニタではニュースが流れていることも。私たちの周りは、つねに「情報」であふれています。そして、多くの人が、それらを追従することを、何となく〝当たり前〟だと感じていることでしょう。

悲惨な事件が起これば、テレビや新聞、SNS、あらゆるところでその映像や文章を目にすることになります。そして、目や耳から入った情報は脳に伝わり、さまざまな刺激となって、私たちの記憶に蓄積していきます。当然、その情報に関連する過去の記憶が喚起され、気分がよくなったり悪くなったりすることもあるでしょう。

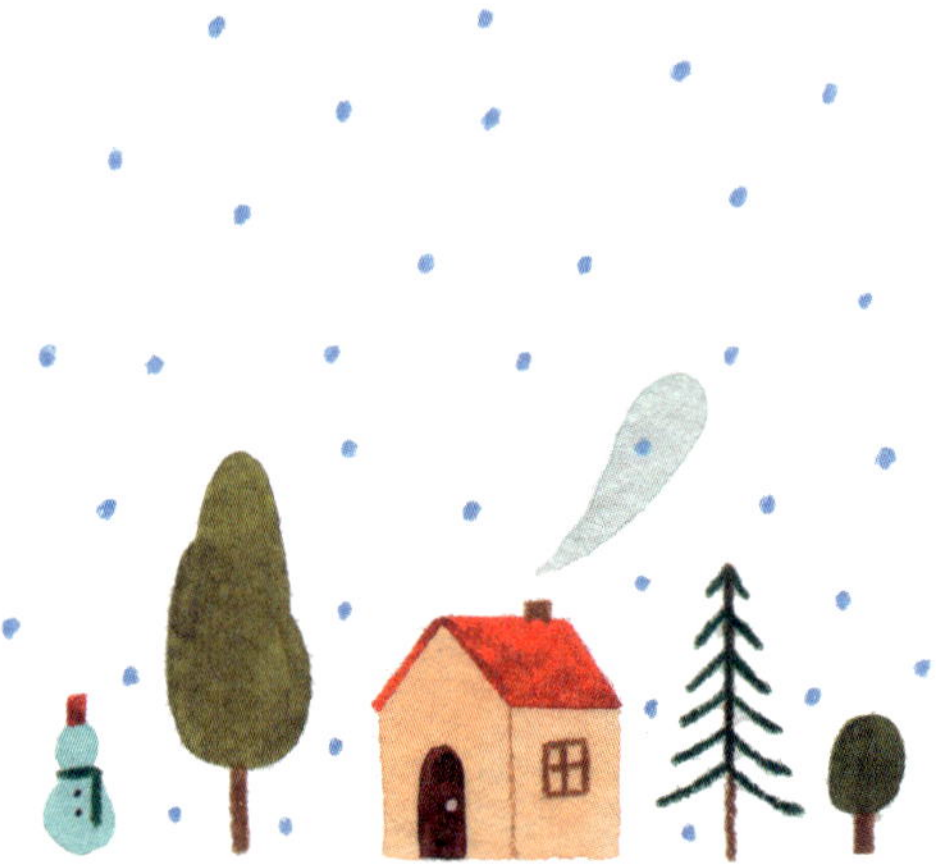

「世の中のことを知っておくことが大事」という意見に、もちろん、何の異論もありません。ただし、見ていて、聞いていて辛いことを、我慢してでも聞いておく、見ておく必要はないと思うのです。

たとえば、何気なく見ていたSNSで、ふいに、強烈な刺激を持った映像が流れてくることがあるかもしれません。テレビで凄惨なニュースがくり返し流れることも、多々あります。それらをなんとなくでも見続けていることは、本当に正しいことなのでしょうか？精神衛生上、問題ないことなのでしょうか？

悲劇を知って行動し、世の中を変えていくことは、非常に素晴らしいことです。できるならやったほうがいいでしょう。しかし、誰もがそれをできるわけではありません。

行動する自由があれば、逆に、行動しない自由もあるのです。そして、ニュースを見る自由、見ない自由もあるわけです。

そう、見たくないものは見なくていいのです。

冷めてるとか、意識が低いといわれるかもしれません。しかし、私は、自分自身や家族の健康を守るためにも、見たくないニュースは見なくていいと考えています。現代において、情報のシャットダウンは、非常に大切だと思うのです。

櫻井先生のひとこと

「見たくないニュースは見ない」のが、心のためには大切です。

「なんとなく不調」は「天気のせい

毎日、「まったくどこも問題なし！　元気ハツラツ！」という、子どものような人が、いったいどれだけいることでしょう。軽微なものを含め、私たち大人は、いつも何らかの不調を抱えているはずです。

しかし、そんな不調を抱えながらも、なんとか毎朝起きて、どうにか元気に働いている。みなさん、本当にえらいんです。少なくとも、私はそう思います。

さて、そんな不調を抱えているとき、どんよりとした気候だったとしたら、当然、気分もさらに落ち込みがちになりますね。実際に、日照時間が少なくなるときに悪化する、季節性感情障害の冬季うつ病という疾患もありますし、あるいは、夜勤が多い人に乳がんの発症リスクが増大するという研究報告もあるほど。

自然変化と私たちの心体は、密接につながっていることがわかります。

中医学において、太陽は「陽気の大元」と考えられています。「陽気」は「活動的なもの」とされているので、陽気が不足する曇りの日や雨の日は活動的になれませんし、それでよい、それが自然なのだと考えています。なぜなら、晴れも曇りも両方ないことには、バランスが取れませんから。

天気が悪くて調子が出ない。それはもう、仕方のないことなのです！「今日も何かしんどいな」っと思ったら、「曇りのせい！　雨のせい！　気圧のせい！」にしてしまいましょう（笑）。

そんな日はゆっくりと過ごし、天気になったら、本気を出せばよいのです。

櫻井先生のひとこと

すべてを「自分のせい」にしない健康法もありますよ。

朝起きたら、ベッドをきれいに

朝起きたら、まずはベッドや布団をきれいにしている！　という人、いらっしゃいますか？　些細なことに思えるかもしれませんが、実はこれ、とても簡単なメンタル調整法なんです。

朝起きたら、まずは、さっとベッドや布団を整えます。すると、小さいものではありますが、ちょっとした達成感が得られます。そして、窓を開けて、ゆったりと深呼吸し、身体を伸ばして肩をまわす。身体のすみずみまで気血がめぐり、爽快な気分で活動を始められるでしょう。つまり、1日のスタートを達成感から始められるわけです。

そして、帰宅。「さぁ寝るぞ」と寝室に行くと、きれいになったベッドや布団が目に入る。しかも、自らきれいにした、ベッドや布団です。気持ちよく1日を

櫻井先生のひとこと

明日の朝から、さっそく、ベッドメイキングを始めてみてください。

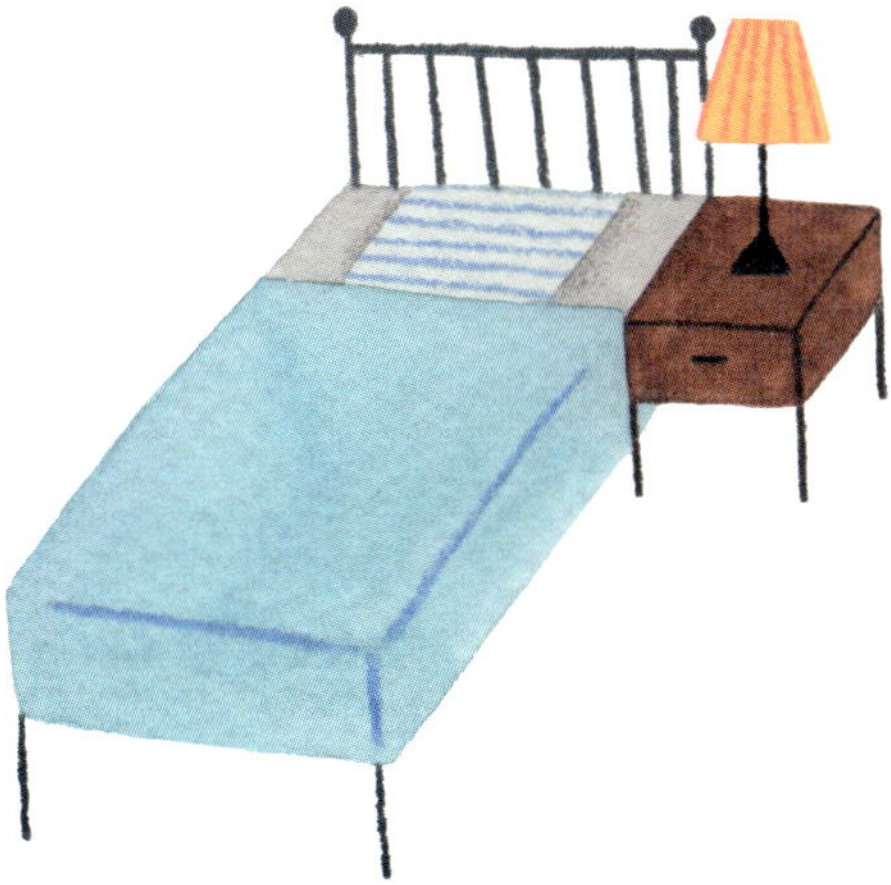

終えられることでしょう。そして、「よくやったな、自分」という自尊心が、小さいながらも生まれます。

本当に小さなことですが、

この達成感や自尊心の積み重ねこそが、「自分はできる！」という心の安定につながっていくことを、忘れてはいけません。

column

櫻井先生の養生ライフ
4

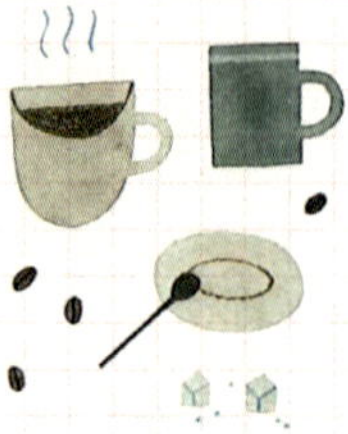

ストレスコントロール

今、私はおかげさまでやりたいことを仕事にさせていただいています。そのため、実は、ストレスがほとんどありません。一日中さまざまな患者さんと集中してお話をすると、確かに疲れます。でも、それはストレスではなくて、単純な働き疲れなんです。

しかし、今でこそストレスから縁遠い生活をしていますが、若いころのサラリーマン時代はストレスだらけでした。好きなことしかできない性格ですから、上司も大変だったと思います。

私は脱いだ靴下を洗濯カゴに入れなかったり(笑)、きっちりしていないところがあるので、奥さんとケンカもします。それでも、家庭内ではお互い言いたいことを“溜めない”ようにしているので、お互いにバーッと言い合って、引きずらないようにしています。

好きなことしかできない性格に見合った仕事を得たことは、私にとって、最大のストレスコントロールだったのかもしれません。

第5章

季節の養生ー知識編ー

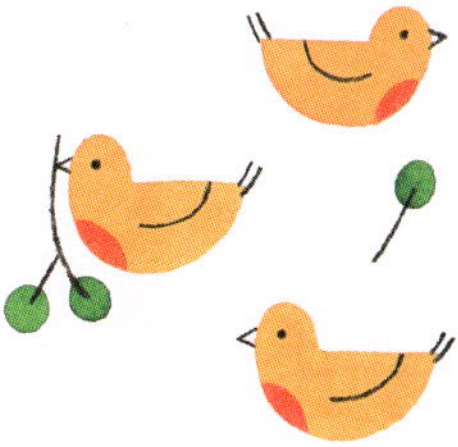

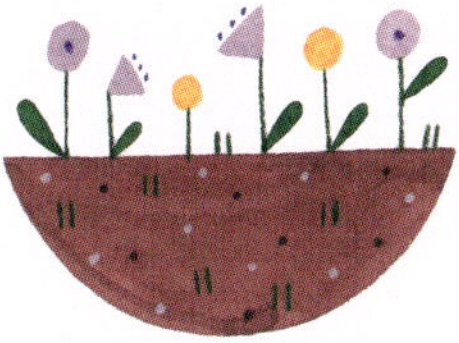

五行論における春、夏、秋、冬、そして長夏（梅雨）の特質と、具体的な過ごしかた。少し難しいかもしれませんが、養生のためのすべての基本となる大切なことですので、ぜひ覚えておいてください。

春の養生

Spring

春はのびのび過ごしましょう。
肝《かん》がうまく働き、
心も身体も安定します。

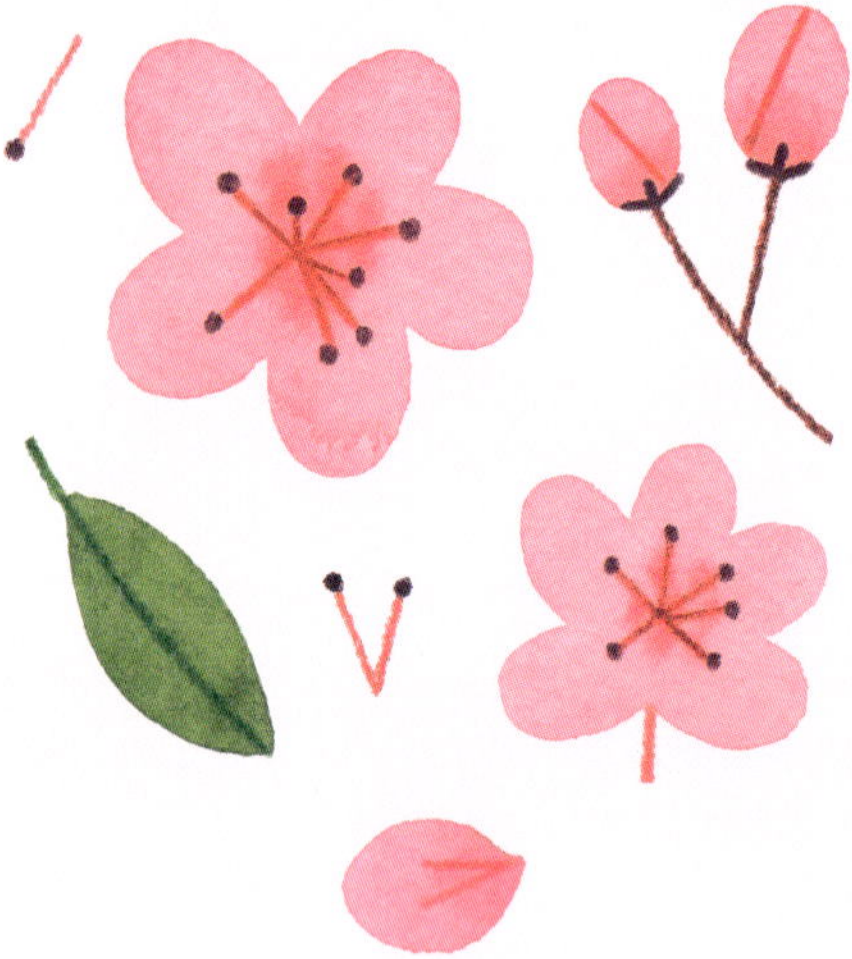

1年を健やかに過ごせるかどうか。
それは、春の季節の過ごしかたが鍵となります。

春は、新しい1年の始まり、「発生」の季節です。私たちが1年を健やかに過ごせるかどうかは、この春をいかに快適に過ごすかにかかっているといっても、過言ではありません。中医学では、春を「発陳《はっちん》」といい、古いものが新しくなり、あらゆる万物が芽吹き、成長し始める季節だと考えられています。

春は肝《かん》の季節です。肝が持つ機能は大きく分けて、次のふたつ。

❶疏泄《そせつ》
❷蔵血《ぞうけつ》

❶の疏泄《そせつ》は、津液《しんえき》と呼ばれるうるおい（水分）、栄養を運ぶ「血《けつ》」、そしてエネルギーである「気《き》」の流れが滞りなく流れるようコントロールする働きのこと。仮に、津液が滞るとむくんだり、血が滞ると腫れて痛んだり、気が滞ると情緒が不安定になり、あるいは、胃腸などの消化系がうまく働かなくなったりします。

❷の蔵血《ぞうけつ》は、いわゆる血を蓄える働きをしています。血は、全身の細胞や組織、器官に栄養とうるおいを与えていますが、その血を蓄えておくのが、肝のもうひとつの役割なのです。

肝に蓄えられているはずの血が不足すると、身体のあちこちに栄養が届かず、正常な働きができなくなってしまいます。たとえば、目がショボショボしたり、筋肉がピクピクしたり、立ちくらみを起こしたり、不安感が増大したり、不眠になったり……。女性であれば月経に不調が出るようになりますし、また、皮膚や髪の毛が乾燥しやすくなってしまいます。

春は、この肝がよく働く季節ですから、自分の身体を、肝がうまく働きやすい状態にしておくことが肝心です。

前述の『黄帝内経《こうていだいけい》』の中にも、春について、左記のような説明があります。
「春の3か月は「発生」の季節。万物が芽生え、天と地の間に生き生きとしたエネルギーが満ち溢れる。春は、少々の夜更かしはかまわないが、朝は早く起きよう。そして朝には、庭をゆったりと散歩し、髪をときほぐして、服装もゆるくして、身体をのびのびと動かそう。

精神的には、今年はこれをやろう・あれもやろうと、やる気を起こすのがよく、心持としては何事も生まれよう・伸ばそうとするのはよいが、制限を加えるのはよろしくない。また、やる気が失せるようなことは思うべきではない。

人に対しても、褒めたり励ましたりすることはよいが、虐げたり罰したりすることのないように心がけるのがよい。これに背くと、春に活動する肝気が痛み、夏になって寒性の病にかかりやすくなる」と。

つまり、春は、のびのびと過ごすことが大切だということ。

そうすることで、肝の持つ疏泄《そせつ》の機能が正常に働き、心も身体も安定しやすくなるわけです。

夏の養生

Summer

心《しん》に負担がかかる夏は、
適度な汗をかき、
よく笑って過ごすこと。

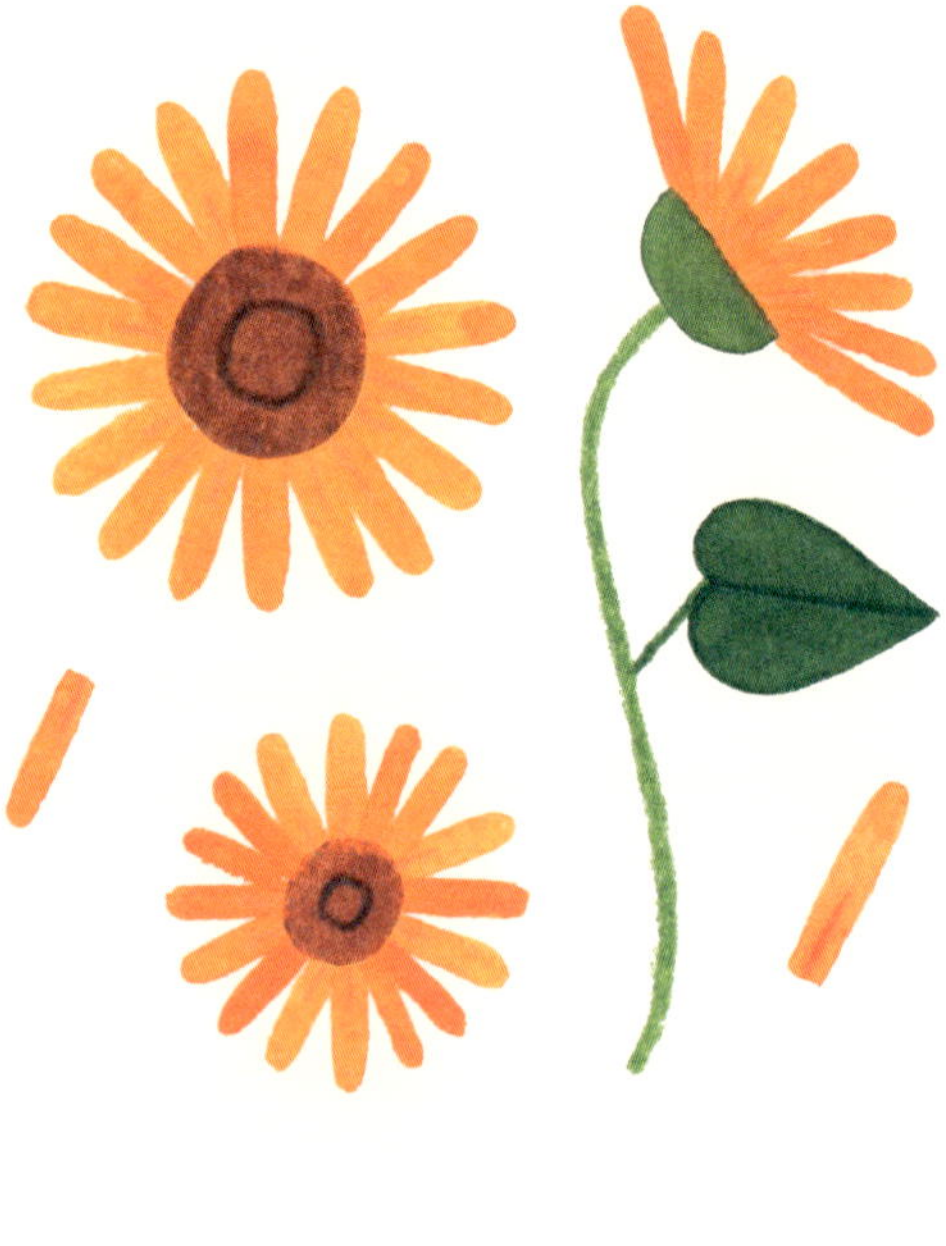

夏バテは、秋バテにつながります。
秋、冬の健康のために、十分な養生を。

草花が咲きほこり、万物が成長する、「繁栄」の季節。それが夏です。この季節も、時期の特徴にしたがって、快適に過ごすことが大切です。

夏は心《しん》が活発になる時期です。心の働きには、
❶血脈《けつみゃく》を司る
❷神明《しんめい》を司る
のふたつがあります。

❶は、いわゆる血液循環に関与するという意味で、心臓のポンプとしての機能を指します。この機能が不調になると血流障害を起こし、動悸《どうき》やコリだけでなく、不眠、健忘、多夢、胸苦しい、胸痛、呼吸が浅いなどの症状が見られます。

❷は、精神・意識活動を管轄しているという意味です。不調になると、ソワソワ、不眠、健忘、多夢、意識がぼんやりする、精神・意識障害などが出ます。

心が活発になれば、これらの症状は軽減しますが、活発に働くということはすなわち、疲弊しやすいということでもあります。

心はつねに拍動する陽気（エネルギー）のかたまりです。ここに夏の暑さが加わると、心に熱がこもりやすくなります。こもった熱はやがて火となり、ドキドキしたり、イライラしたり、息が浅くなったり、不眠になったりしやすくなります。

具体的な対策としては、日差しを過剰に嫌わず、適度に汗をかき、こもった熱を発散することが重要なポイント。また、仮に遅く寝たとしても、できるだけ早く起きるようにしてみてください。

そして、メンタル面では、清々しさを保ち、よく笑うことで、心の機能が働きやすい状態になるように心がけましょう。ちなみに、暑いからといって、冷たいものや過剰な水分は考えもの。適度に温かいもの、身体を温めるものを摂るようにしてください。

適度に汗をかくと、バテずに夏を過ごせます。暑いからといって、毎日冷たいアイスを食べたり、食欲ないからといって、いつもゼリーのようなものばかり食べていると、内臓が冷えて消化吸収力が低下。一気に、夏バテにつながってしまいます。夏バテはもちろんのこと、秋に空咳などがひどくなる「秋バテ」にもつながっていきますので、くれぐれもご注意くださいね。

夏にきちんと心の養生ができていないと、秋に乾燥性の咳が発生しますし、冬にはそれが悪化します。つまり、夏場に意識的に冷たいものをひかえたり、十分な養生をしておくことが、秋・冬の健康につながっていくわけです。

秋の養生

Autumn

秋の養生の基本は、なんといっても「うるおい」。
冬に備えてうるおいを蓄えましょう。

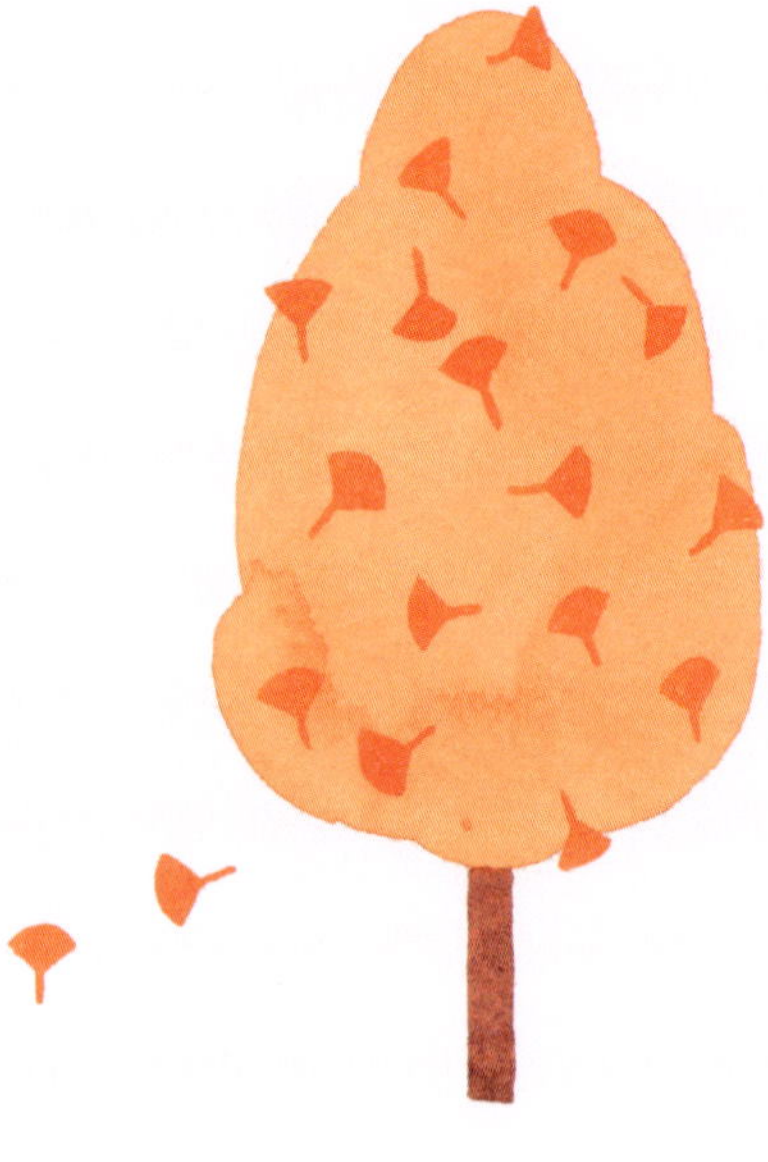

さまざまな失調につながる肺《はい》の不調。
肺に乾燥は大敵です。

秋は、木々が枯れ、空気が乾燥してくる「収斂《しゅうれん》」の季節。

肺は、身体のあらゆる臓器の中で、唯一、外気と接している場所。ゆえに、乾燥や冷えなど、空気の変化をダイレクトに受け、かつ、その変化に弱いという特性を持っています。特に、うるおいを好む肺にとって、この時期の乾燥は大敵といえるでしょう。

秋は肺《はい》の季節です。肺は、
❶「気血《きけつ》」を調節する
❷気《き》を統括《とうかつ》する
という、ふたつの大切な働きをしています。

しかし、先述した通り乾燥に弱いため、仮に乾燥してしまうと、これらの機能が失調しやすくなってしまいます。

❶の「気血の調節」についてわかりやすく説明しますと、人体での血のめぐりを調節し、五臓の働きの調和を図るという役割のことをいいます。そのため、乾燥することで肺が弱り、その結果として、血のめぐりや他の臓器との調和が乱れたら、危険信号。呼吸困難や咳などの呼吸器系の症状だけでなく、高血圧や頭痛や肩こりなど、血のめぐりが悪化したことによる不調、それから胃腸トラブルや冷えのぼせなど、他の臓器との調和が乱れることによって起こるトラブルにまで発展してしまうからです。

❷の「気《き》の統括《とうかつ》」とは、呼吸器としての肺が、大気に満ちているエネルギー（天空の気）を体内に取り込み、自らのエネルギー（清気《せいき》）に変換して、全身に送るという役割のことをいいます。ちなみに、これらのエネルギーの一部が、飲食物から得た別のエネルギー（水穀精微《すいこくせいび》の気）と合わさって、生命維持に不可欠なエネルギー、いわゆる「元気」となります。

したがって、このような働きをしている肺が弱ると、咳や呼吸困難のみならず、疲れが取れない、元気がない、やる気が起きない、などの症状が現れてくることになります。

また、肺は悲しみの感情とつながる臓器。肺が弱ると悲しみに襲われる傾向があります。過度な悲しみは、肺をさらに疲弊させ、先述した気血の調整、気の統括という機能を弱らせてしまうため、さまざまな失調の原因を作ることに……。

とにもかくにも、秋の養生の基本として、まずは加湿に気をつけるようにしましょう。

やかんでお湯を沸かす、洗濯物を室内で干すなどもよいですが、加湿器を購入して使うのが、もっとも効果的で、手っ取り早いかもしれません。

また、乾燥を助長する、長風呂やサウナ、溶岩・岩盤浴、ホットヨガなどによる過度な発汗には、くれぐれも気をつけてください。

冬の養生

Winter

もっとも身体に負担の大きい
冬の養生は、
「守り」がキーワード。

冬の間、腎《じん》をいたわることで、
次の春がより心地よいものになるでしょう。

春夏秋冬、季節の特徴はいろいろありますが、夏が快適な方、春が過ごしやすい方、あるいはキリッと寒い冬が好きな方など、感じ方はさまざまでしょう。しかし、中医学的に見ますと、この冬が、もっとも体調を崩しやすい季節とされています。

中医学で冬は、「閉蔵《へいぞう》」といい、文字通り、蔵を閉じてしのぐような養生の仕方が大切とされます。ちなみに、秋は乾燥に気をつけて、うるおいを補給。その蓄えを減らさないように過ごす季節でしたね。秋のうちに、この養生がしっかりできていないと、冬にすぐ症状が出ずとも、春になると手足が冷えて力が入らないようになると、古典に書かれているほどです。

冬の特徴は、なんといっても寒さと乾燥です。寒さは、身体を動かすエネルギーである陽気を奪い、乾燥は身体のうるおいを奪います。陽気とうるおいは、いわば「陽」と「陰」。また、生命力の根本であると中医学では考えるため、このふたつが減らされてしまう冬は、人間の身体にとって、非常に負担の多い季節というわけです。

したがって、冬の養生とは、いかに陽と陰を守り、春につなげていくかがポイントになります。だから、「閉蔵」なんですね。蔵を閉じて、身体を守るようなイメージを持っていただくと、わかりやすいかもしれません。

ここでいう陰とは、身体の中にある血液以外の「うるおい」を指し、陽とは、身体を動かしたり温めたりするための「エネルギー」のことをいいます。陰は月が出る時間帯に、また、陽は太陽が昇っている間に養われるとされているため、冬場はいつもより、ほんの少しでも早く寝て、ほんの少しでも遅く起きるようにするのがよいとされています。他の季節より、ちょっぴり長くベッドの中にいるようにしてください。

そして、身体を冷やすことで陽気を減らさないように、室温は意識的に暖かく保ち、しっかりと厚着をするようにしましょう。たまに、厚手のコートを脱ぐと、下にノースリーブの洋服を着ている女性をお見かけしますが、冬に素肌をさらすのは、自ら病気を呼び寄せるようなもの。心当たりのある人は、ぜひ、やめてくださいね。

また、汗を極力かかないようにして、陰（うるおい）が減るのを防ぎます。食事も身体を温めるものや、うるおいを補うようなものを食べましょう。

ちなみに、この季節はメンタル面でも、「守り」がキーワードになります。つまり、冬は新しいチャレンジを避けるようにして、欲を出してあれこれ欲しがったり、ガンガン発言するようなことも、なるべくひかえたほうがよいとされています。

冬は、心も身体もゆったりのんびり過ごしましょう。

長夏（梅雨）の養生

Rainy season

第5の季節「長夏」は、
脾《ひ》の季節。
長夏とは、梅雨のことです。

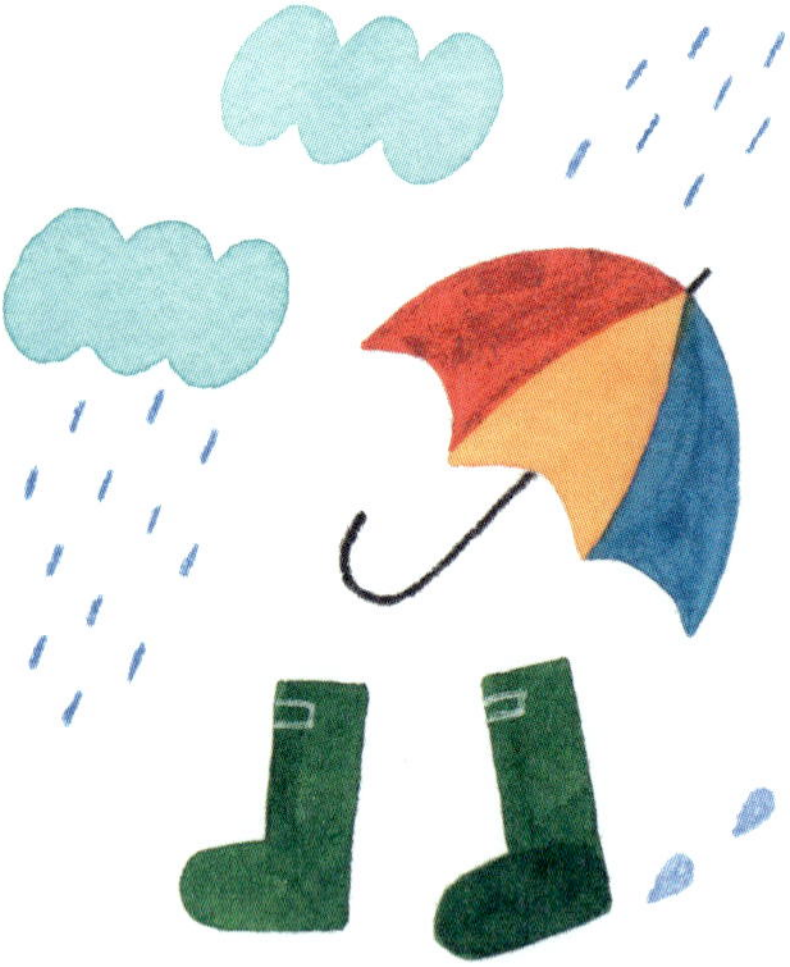

長夏のジメジメに負けないためには、
発汗して「内湿」を払いましょう。

※長夏は、東洋では夏と秋の間に位置する季節。

中医学では、長夏（梅雨）に見られる大気の湿り気を「湿《しつ》」と呼びます。この湿が増えすぎると、身体に悪さをする「湿邪《しつじゃ》」となるため、注意が必要です。特に、身体の中に余分な水分が溜まりがちな体質の方の場合、湿邪の影響は強く現れやすくなります。

梅雨から夏にかけて増える湿邪は、特に消化を担う脾《ひ》に悪影響を及ぼし、食欲の低下や軟便、下痢などを引き起こします。

湿邪の特徴は、中医学の古典によると「重く濁り、粘着して停滞し、下降しやすく身体の下部に症状が出やすい」とあります。胸やお腹がスッキリしない、残便感・残尿感、腹水、下痢、むくみ、頭・手足・身体の重だるさ、関節の痛み、尿の濁り、おりものが増える・臭う、食欲不振、目やに、痰、鼻水が多いなどの症状が見られるようなら、湿邪にやられているかもしれません。

湿といっても、なかなかイメージしづらい場合は、スポンジを想像してみてください。スポンジは水を吸うと重たくなり、冷たくなります。これが、まさに湿に影響された状態です。湿邪に侵されると、スポンジと同じように、身体が重たくなり、また、冷えやすくなります。

さらに、湿はエネルギーである「気《き》」や「血《けつ》」の流れを邪魔して痛みを生じさせたり、滞ることでむくんだりします。湿は下に沈む性質があり、むくみは足に出やすいのですが、その他の部位に出ることもあります。もし、頭がむくんでしまうと、圧迫されて頭痛が起きますし、関節がむくむと、関節痛が生じます。

外気の湿気は雨や湿度によって高まりますが、体内の湿は、キンキンに冷えた麦茶やビール、氷の入った飲みもの、冷蔵庫で冷えたフルーツやサラダ、刺身、アイスクリームなど、特に冷たいものの摂りすぎや、水分の摂りすぎが影響します。つまり、冷たいものの摂りすぎで脾（消化器系）の機能が低下し、脾が持っている水分の吸収と運搬機能と水分代謝が低下して、湿が溜まり、結果としてむくみや身体の重さ、下痢や消化不良などの症状となって現れるというわけです。

湿邪に侵されている人の舌を見ますと、苔が分厚く、舌自体が大きく膨らみ、縁に歯形が付いていることが多いです。そして、身体の中に湿が溜まっている人は、外の湿の影響を受けやすいともいわれており、中医学ではこれを「内湿《ないしつ》が外《がい》湿《しつ》を呼ぶ」といいます。

つまり、むくみや頭重《ずおも》などがあり、内湿が溜まっている人は、外の湿度が上がる夏場や梅雨時期、台風時期などに影響を受けやすく、湿邪由来の症状（重い、だるい、めまい、胃腸の不快感など）が出やすいと考えられるのです。

湿邪の対策としては、まず発汗すること。軽く運動して汗をかく、入浴して汗をかくなど、何でもよいので、軽い発汗を促す行動をしてみてください。

column

櫻井先生の養生ライフ
5

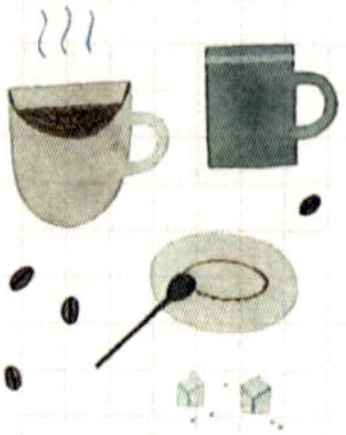

モットーは、頑張らないこと

私は、いわゆる「気にしい」で、意外にメンタルがナイーブ（笑）。ちょっとでも何かあると、一日中考えてしまってテンションが下がります。だからこそ、自戒を込めた上で「そうならないでね」ということを、みなさんに伝えたいと思っています。

たとえば、最近は災害が多いですね。そんなとき、「今、メンタルの弱い状態の人は、（ニュースなどを）見たらしんどくなるから、見ないほうがいいよ」というメッセージを送っています。みなさんには、自分と同じ辛い思いをしてほしくないからです。

そんな私の「座右の銘」は「頑張らない」ということでしょうか。仕事でも同じです。さまざまな業種を経験してきましたが、あるとき「できることだけを、しよう」と思ったんです。そこで、辿り着いたのが現在の仕事。分刻みにカウンセリングするハードな仕事ですが、やりがいがあります。今では、「頑張らない」仕事を、楽しんでいます。

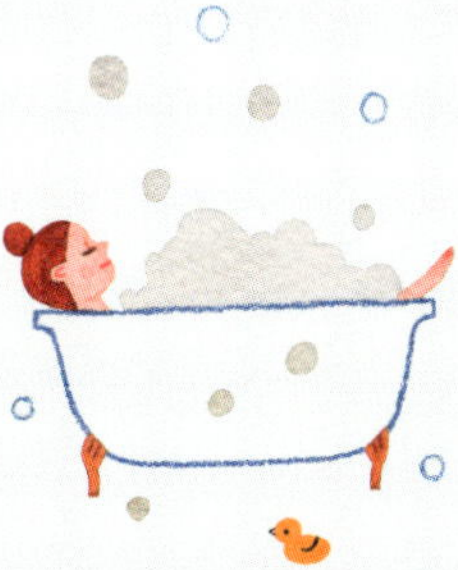

第6章

症状別 こころとからだの不調の整えかた

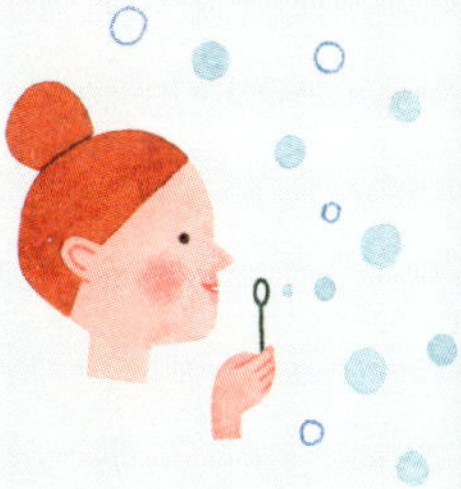

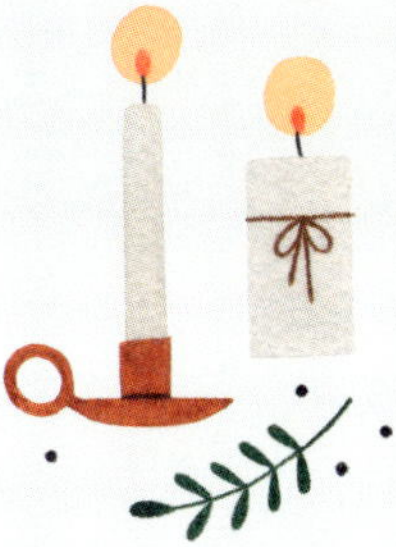

今、なんらかの辛い不調を抱えているという方へ。
中医学の視点から、症状別の対処法をご紹介します。
「体質だから」とあきらめず、まずは食生活や生活習慣を見直してみてください。

鼻水、鼻づまり

辛い鼻水。まずは〝鼻水の色〟をチェックしてみて。

中医学では、「望診《ぼうしん》」といって、患者の鼻水や舌の状態を見て症状を判断する診断方法があります。

この「望診」において、患者に黄色や緑色で粘り気のある鼻水が見られたら、それは身体が熱を帯びている状態であると判断します。あるいは、同じ鼻水でも透明で水っぽいようであれば、逆に身体が冷えている状態。

つまり、鼻水の色で、身体を温めるべきか冷やすべきか、わかるのです。

黄色っぽく粘り気のある鼻水の場合は、鼻や喉など呼吸器系を司る肺《はい》の機能が落ちて、炎症性の熱を持っている可能性が大。もし、目の充血や喉や肌のかゆみ、口の渇きを感じるようであれば、その可能性はさらに高くなるでしょう。

のどや鼻、肌などにかゆみを感じ、寒暖差などでクシャミが止まらないという症状がある場合には、虚弱体質で、身体を外敵から守るバリア機能が低下している可能性も。その場合は、冷えや熱に対する鼻水対策に加えて、バリア機能を回復させる対策が必要となります。

また、加齢のエネルギー不足による鼻水、鼻づまりもあります。色が薄く、白い痰が出たり、耳鳴りや物忘れがあるようなら、年齢のせいかもしれません。この場合は、身体の根本的なエネルギーを溜める、腎《じん》を強くする対策をとる必要があります。

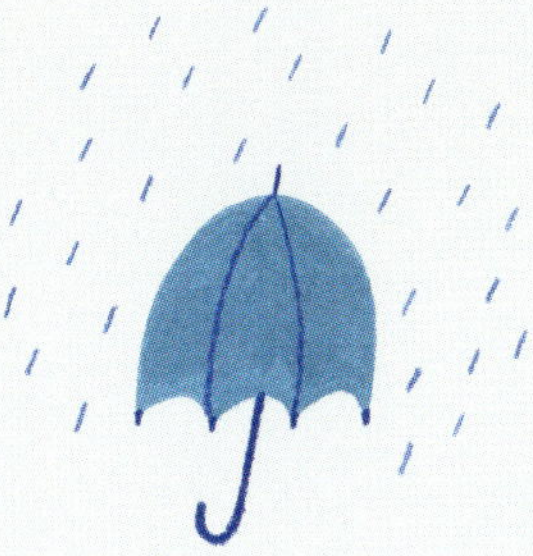

これらの対策として効果的なのが、まずは症状に合わせた食材を摂ることです。

熱を冷ます食材としては、次のようなものがあります。

〈熱を冷ます食材〉

- 水菜
- せり
- セロリ
- 白菜
- 梨
- 柿
- りんご
- びわ
- 豆腐
- 湯葉
- 緑茶

身体を温めるには、次の食材を。

〈身体を温める食材〉

- 生姜
- ねぎ
- にら
- 鮭
- アジ
- シナモン
- 唐辛子
- こしょう
- 黒砂糖

胃腸を整えて身体のバリア機能を高めるには、次の食材を。

〈身体のバリア機能を高める食材〉

- 米
- 餅米
- きのこ
- じゃがいも
- かぼちゃ
- キャベツ
- シソ
- 生姜
- 大豆
- 豆腐
- 鶏肉
- サバ
- ニシン
- 栗
- ナツメ

加齢の場合は、腎を強くする次の食材を摂るといいでしょう。

〈腎を強くする食材〉

- くるみ
- 松の実
- 銀杏
- 牛肉
- 鶏肉
- エビ
- 長いも
- 餅米
- 海苔
- 黒豆

胃弱

"ただの胃痛" とあなどるなかれ。
暴飲暴食には要注意。

胃もたれなどの胃腸の不調を「よくあること」ですませてはいけません。中医学では、消化を担う脾胃《ひい》の機能が低下した状態として、慎重に対処します。脾胃が弱る主な理由は、暴飲暴食。脂っこいものや味の濃いもの、冷たいものや甘いものなどを食べ続けると、消化力が弱まって悪循環に陥ります。

また、胃腸が弱くなり、気や血を流すエネルギーを生み出す元気がなくなると、低血圧に陥ることも。この場合の低血圧には、しっかり歩き、深呼吸をすることが効果的です。なぜなら、歩くことや深呼吸は、気血のめぐりをよくしてくれる効果があるからです。

人の持つ生命エネルギーは、普段の食事と呼吸によって作られ、腰にある腎《じん》に備蓄されていると中医学では考えますが、このエネルギーが不足しても、脾胃を動かすことができなくなり、お腹が張るなどの症状が出ます。エネルギー不足を避けるためには、普段から暴飲暴食や偏食に気をつけて、深呼吸をするとよいでしょう。また、しっかり歩いて腎を鍛えること、一気に生命エネルギーを損傷させる睡眠不足を避けること。

そして、1日2~3回の下痢、水様便があるなど、もともと脾胃が弱い方は、普通の人以上に気をつけることが肝心です。お腹によいイメージのあるヨーグルトも、中医学においては、脾胃が弱い方は避けるべきだとしていますし、ネバネバ系食材や餅なども、消化しづらいため避けるべきでしょう。

胃腸が弱っているときは、一度にたくさん食べず、また、ちゃんとお腹が空いてから、少量ずつ食べるようにしてください。

おすすめの食材としては、お粥、じゃがいも、さつまいも、豆腐などの大豆製品、キャベツ、りんごがよいですね。これらの食材には、消化を担う脾胃を元気にする力があります。脾胃が元気なら牛肉を適度に食べて、腎を養いましょう。

便秘・下痢（腸弱）

〃1日1便〃が理想。安易な便秘薬の使用は避けて。

人は、基本的には毎日便通があるのがベストな状態とされており、中医学では〃1日1便〃という言葉があるほどです。何より、便秘や下痢が続くと日常生活に支障が出てしまいますから、自然と、気持ちまでふさいでしまいます。

中医学では、便秘の原因を次のふたつに分けて捉えています。

❶ストレスや食べすぎなどによって熱がこもることで起きる「実秘《じっぴ》」

❷病後や産後、あるいは過労や加齢など、なんらかの原因で腸のうるおいが足りなくなる「虚秘《きょひ》」

❶の「実秘」の場合は、便が乾燥して硬い、尿の色が濃い、お腹が張る、口臭がある、イライラする、ゲップやガスが多いなどの症状が見られます。対処法としては、ストレス発散のためにも深呼吸と散歩を心がけてください。カラオケなどで大きな声を出すのもおすすめです。

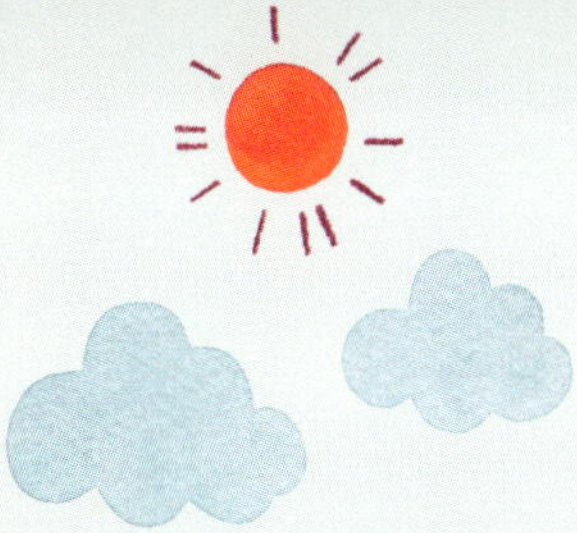

❷の「虚秘」の場合は、便が乾燥する、肌や髪にツヤがない、動悸《どうき》やめまいがある、脱毛が多い、月経血の量が少ない、舌の色が薄い、便意はあるが出づらい、排便したあと疲れる、汗をかきやすい、すぐに息切れをする、脱肛《だっこう》、冷えを感じる、などの症状が出ます。対処法は、とにかく胃腸や足腰を冷やさないこと。湯船にしっかりと浸かり、身体を温める生姜やくるみ、いも類、米などを積極的に摂るようにしてください。

いずれの場合も、安易な市販の便秘薬の使用は避けるようにしましょう。

下痢にもストレス、過労、食事の不摂生など、いくつかタイプがありますが、精神的なストレスにより消化力が低下、便秘と下痢をくり返すというものがあります。この場合も、深呼吸によって気のめぐりをよくし、香りのよい柑橘類や香りのよい野菜を積極的に摂るよう心がけて、辛いものやお酒は避けてください。

また、下痢の原因が食の不摂生にある場合は、日々口にするものをノートに書き出すことで、食事を見直すとよいでしょう。

肩こり

肩こりの原因は血行不良。身体を動かし、冷えには注意を。

中医学には、血流障害などで起こる痛みを表す「不《ふ》通《つう》即《そく》痛《つう》」という言葉がありますが、パソコン作業は目への負担が大きく、血《けつ》を多く消耗しますから、まさに、血流の悪化に拍車をかける原因となっているわけです。

肩こりも、この血行不良によって起こる不調のひとつ。血行不良の原因としては、他にも、ストレス、偏食、暴飲暴食、冷えなどがあります。ストレスを感じると、身体のエネルギーのめぐりが悪くなって血流が悪化しますし、偏食や暴飲暴食によって血はドロドロになって、流れにくくなります。また、冷えも筋肉を収縮させますから、結果として、血流が悪化してしまいます。

対処法としては、普段、パソコン作業が多いようであれば、テレビやスマホを

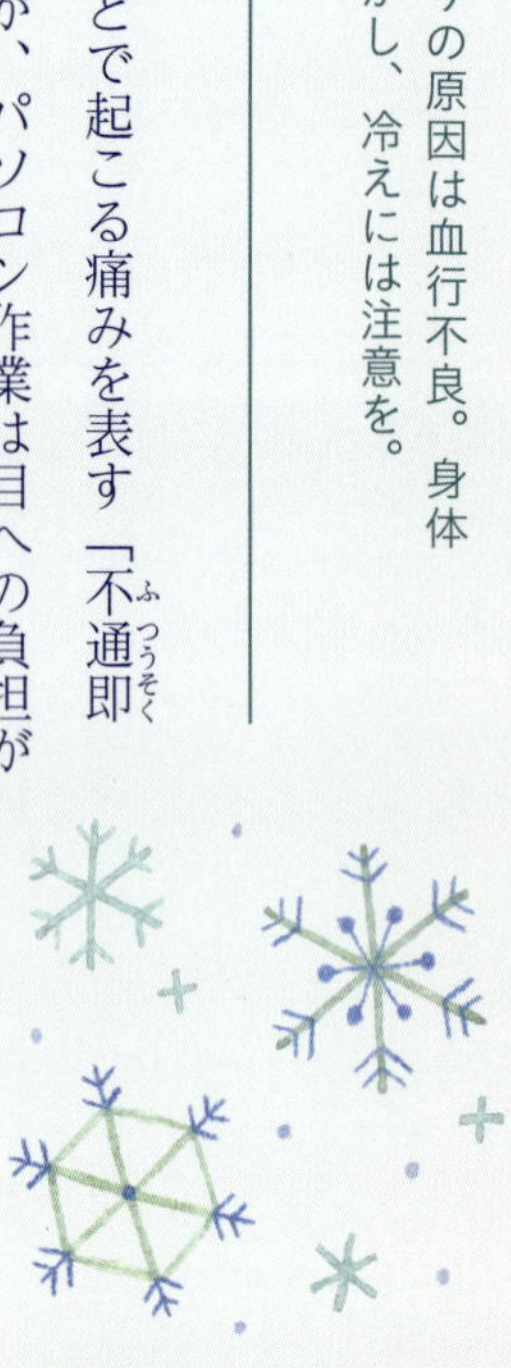

見たり、あるいは本を読むといった目を使う時間を減らし、ストレスが多いようであれば、気のめぐりをよくするためにも、まずは深呼吸。このとき、ストレスを吐き出すようにイメージするとよいでしょう。他にも、気の流れをよくする効果のある柑橘類や香味野菜、ローズ、ミント、ジャスミンなどのハーブティーもおすすめです。

そして、ぜひ、やっていただきたいのが肩まわしです。ポイントは、肩だけをもむのではなく、全身を動かして血流をよくすること。また、夏でもエアコンなどによる冷えには注意してください。いつでもストールなどの1枚羽織るものを用意しておきましょう。

食事面では、生姜やねぎ、それから温野菜や、きのこのみそ汁などがおすすめです。あるいは血のドロドロを解消する黒豆、パセリ、にら、クランベリーもよいでしょう。

腰痛

下半身の冷えは厳禁。じんわりと腰を温めて、腰痛予防。

中医学でいう腎《じん》とは、単純に尿を作るだけでなく、生命力の源が詰まっている、きわめて大事な場所のこと。「腰は腎の器」ともいわれ、この腎が弱ると、慢性的な痛みが続き、腰痛を引き起こす原因になると考えられています。つまり、腰痛の原因は、腎の弱りにあるというわけです。

腎が弱る原因として挙げられるのが、加齢、過労、長時間の同じ姿勢、睡眠不足、セックス過多、冷たいものの摂りすぎ、腎を養う養分の不足などですが、現代ではコンビニ食やお菓子の過剰摂取などによって、若い人でも腎の機能低下が見られます。いくら年齢が若くても、生命力の弱った人が多いというわけです。

また、腰痛はストレスや偏食、冷え、過労、目の使いすぎなどによる血行不良が原因となって起こることがあります。原因はさまざまですが、もし、寒い時期

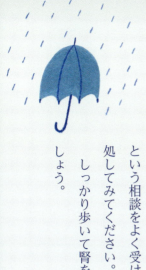

に痛みが増したり、お風呂で温まると痛みがやわらぐということであれば、冷えが原因ですから、腰や下半身を冷やさないように気をつけてください。腰にカイロなどを貼って、じんわりと温めるのがおすすめです。半身浴や岩盤浴もいいでしょう。余裕がないときには、ぜひ足湯をしてみてください。
ただし、ぎっくり腰などの急性の腰痛では、炎症を抑えるためにも、まずは幹部を冷やすこと。炎症を悪化させますから、お風呂などはひかえてください。

このぎっくり腰の場合を除き、下半身を冷やすことは厳禁と覚えておきましょう。なぜなら、足腰の冷えは、腎を弱らせ、さまざまな不調を生むことになってしまうからです。「腰痛のとき、温めたほうがいいの？　冷やしたほうがいいの？」という相談をよく受けますが、そんなときは、ぜひこれらのことを踏まえて、対処してみてください。

しっかり歩いて腎を鍛え、血行不良に陥らないように心がけて、腰痛を防ぎましょう。

アトピー・皮膚疾患

食生活の改善で〝こもった熱〟を冷まし、抜本的な対策を。

アトピー性皮膚炎は、日によって症状が変化するため、これらの症状に合わせて対応を変えていくことも重要ですが、基本対策は、こもった熱を冷ますことにあります。

つまり、アトピーでお困りの方は、もともと熱を冷ます力が弱いため、身体に熱がこもりやすい傾向にあるというわけです。アトピーの症状が肌に出ると、幹部が真っ赤になったり、触ると熱い感じがしたり、乾燥のためカサカサ（反対にジクジクする場合も）しますが、これらは中医学的には、患部に熱をもっている状態ということになります。赤いということは、そこに熱があるということ。実際に触ってみると、熱感があるはずです。

加えて、うるおいを補い、乾燥を防ぎ、保湿することでしっかりとバリアを作ること。

まずは、食生活で対策をしましょう。食材としては、夏野菜のゴーヤ、きゅうり、トマト。それから葉野菜の白菜や小松菜を、加熱してしっかり摂ることをおすすめします。逆に、熱をこもらせて肌トラブルを悪化させる脂っこいもの、甘いもの、辛いもの、それから乳製品や餅は避けるようにしてください。肌がかゆい人は、まず、砂糖、生もの、冷たいものを減らしましょう。

中には、患部や肌の表面には熱感があるけれど、手足などの末端は冷えるとお悩みの人もいるかもしれません。その場合は、「真熱《しんねつ》仮《か》寒《かん》」という〝見せかけの冷え〟状態の可能性があるので、専門家に対策を相談するようにしてください。

また、些細なことに思えるかもしれませんが、アトピーや乾燥肌の方は、吸湿発熱素材の服は避け、下着を含め、なるべく綿素材のものを着るように心がけましょう。特に、寝間着の素材には気をつけてください。

花粉症

花粉症を改善させるには、しっかり食べ、寝て、深呼吸。

現代病ともいうべき、花粉症。スギ、ヒノキなどの花粉を原因として発症します。これは、誤解されがちなのですが、「免疫が弱っている」から、花粉症を発症するわけではありません。実際は、免疫の反応がおかしくなっているがゆえに、花粉などの外敵に「過剰に反応しすぎている」状態をいいます。つまり、本来であれば、さほど反応しなくてもいい外敵に対して、総攻撃をくり広げているようなもの。そのために、鼻水、咳、微熱などに苦しめられるわけです。

中医学では、花粉症の主な原因を、バリアエネルギーの不足と考えます。

このバリアエネルギーを「衛気《えき》」といい、衛気が皮膚や鼻や口の粘膜を覆い、花粉などから身を守る役割をしているとします。つまり、衛気がたっぷりある人に花粉症の症状は出ませんが、衛気が少なければバリアとなるものが不足します

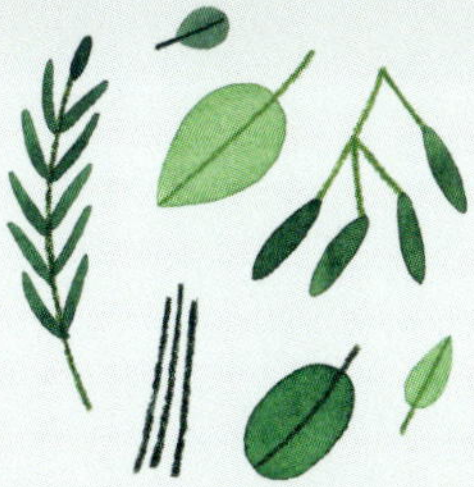

から、花粉などの邪気《じゃき》が身体に入り込み、刺激にやられ、粘膜が腫れ、炎症を起こし、鼻水や目のかゆみなどの症状が現れるのです。

衛気《えき》は、呼吸によって取り込まれる大気のエネルギーと、飲食物から作られるエネルギー、そして、親から受け継いだ元来の体質にあたるエネルギーで構成されています。

この衛気《えき》が不足し、花粉症になりやすい人を、中医学では次の3つに分類しています。

❶空気が悪い環境の中で生活し、肺《はい》が弱っている人。呼吸が浅く、深呼吸ができていない人

❷食事に偏りがあったり、ストレス、暴飲暴食などによって、胃腸の消化力が低下している人。腸内環境が悪い人

❸親から受け継いだ、元来の体質が虚弱で、エネルギーの弱い人

また、花粉症の症状もさまざまです。

❶水っぽい鼻水で寒気のある冷えタイプ

❷目の周りが赤くなって、かゆみが強く、黄色い鼻水が出る熱タイプ

❸両方を併発する混合タイプ

などです。

❶の冷えタイプの花粉症の対策としては、とにかく冷たい飲食物をひかえ、防寒保温に努めること。加えて、玉ねぎ、生姜など、身体を温めるものをこまめに摂るようにしてください。

❷の熱タイプの花粉症には、熱を冷ます効果を持つミント、夏野菜のきゅうりやトマト、なす、それからセロリやドクダミなどを摂るとよいでしょう。目のかゆみには、菊の花のお茶もおすすめ。

ただし、どのタイプも基本的には衛気の不足が元凶となっているので、タイプごとの対策をしつつ、衛気《えき》不足の対策をしなければいけません。

では、この衛気《えき》を強めるには、どうしたらよいのでしょうか？　答えは、しっかり食べ、眠り、深い呼吸をすること。一見シンプルに思えますが、私たちが生きていくうえで欠かせない、大切な3つのアクションです。

つまり、基本的な花粉症対策は、

「しっかり食べて寝て、呼吸する！」

ということなのです。

さらに、冬のうちに花粉症の対策をすることで、症状の悪化を防ぐことができます。

いわゆる、季節の養生です。

先述した通り、衛気《えき》を含むエネルギーは、呼吸と飲食によって生まれますから、特に胃腸が弱く、普段から食欲がない、下痢をしやすい、疲れやすいといったタイプの人は、冬のうちからしっかり養生しておきましょう。食事に気をつけ、加熱した葉野菜や海藻類をたっぷりと摂るのがおすすめです。脂っこいものや冷たいものなど、胃腸を弱らせるものは、なるべく避けてください。食べものと同じく、呼吸も大切。冬のうちから乾燥を防ぎ、肺を守ることが大切です。

いずれにせよ、衛気《えき》不足による花粉症には、たっぷりの休息と、シンプルでさっぱりとした味の食事と深呼吸で、衛気《えき》を補うこと。

中でも、消化系のケアは特に肝心だとされています。消化器系の負担になるような「肥甘厚味《ひかんこうみ》」（脂っこくて味の濃いものと甘いもの）と「生冷食《せいれいしょく》」は避けるように。

その代わりに、次の衛気《えき》を補う食材を摂りましょう。

〈衛気を補う食材〉

- じゃがいも
- 山いも
- かぼちゃ
- キャベツ
- 生姜
- シソ
- しいたけ
- しめじ
- 米
- 餅米
- 大豆
- 鶏肉
- サバ
- カツオ
- 鮭
- 栗
- ナツメ

いくらか症状が軽くなるように感じられるかもしれません。

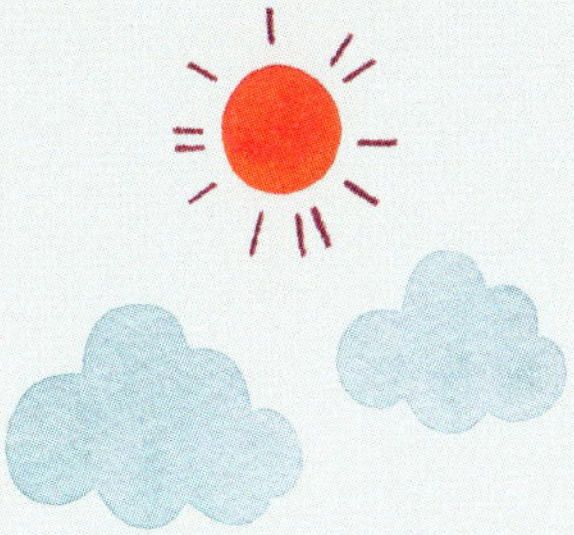

更年期

誰にでもおとずれる更年期。
30歳を過ぎたら〝予防〟を。

中医学では、更年期障害の原因を、栄養を運んで情緒を安定させる「血《けつ》」の不足、そして、ホルモンや水分の代謝などをコントロールする腎《じん》の弱りにあると考えています。

40歳を過ぎ、腎の機能が低下しはじめてホルモンの分泌量が少なくなることで、誰にでもおとずれる身体の変化。つまり、更年期とは病気ではなく、思春期と同じようなものですから、自分の身体の変化を受け入れて、上手にその時期を過ごすことが大切なのです。

主に40代後半くらいから起こる更年期障害ですが、実は、ある程度予防をすることができます。それは、

更年期障害の原因となる「血の不足」と「腎の弱り」を、あらかじめ補い養っ

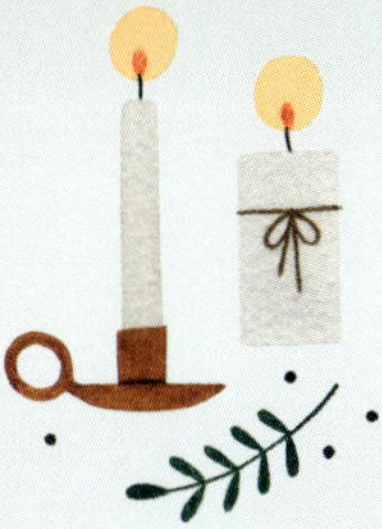

ておくこと。

漢方であれば、身体に合った腎を補う薬を使って、血液をサラサラに、胃腸を元気に保つようにします。腎は、30歳を超えたあたりで機能低下がはじまるため、30歳を過ぎたら、男性女性ともに、腎を積極的に養う意識を持つことがポイント。

つまり、「30歳を過ぎたら、更年期障害予防の意識を持とう」ということです。見過ごされがちですが、男性ホルモンであるテストステロンの低下によって、男性にも更年期がやってくることを忘れてはいけません。他人事と思わず、きちんと対策を取りましょう。

男女ともにおとずれる更年期ですが、特に女性は月経や妊娠、出産を経るごとにホルモンバランスが大きく変化していきます。

検査をしても異常が出ない肩こり、手足のしびれ、メンタル面での落ち込みは非常に辛いもの。しかも、更年期障害が引き金となって太りやすくなり、そのために糖尿病、心臓病、動脈硬化、高血圧、関節炎などを引き起こす可能性もありますから、注意が必要です。

身体にとって大切な血を増やし、スムーズな流れを維持するためには、血を補う力を持った、

〈血を補う食材〉

(緑の濃い野菜)

- ほうれん草
- 小松菜

　など

(鉄分を豊富に含むもの)

- 赤身の肉
- レバー
- カツオ
- プルーン
- マグロ
- 牡蠣
- 黒豆
- 黒ごま
- 黒きくらげ
- まいたけ

などをしっかり摂るように心がけてください。

また、腎はミネラル（カルシウム、マグネシウム、亜鉛など）を多く含むもので養われます。海藻類、貝類、天然の塩、ごま、豆類などにはミネラルが多く含まれていますから、ぜひ、取り入れやすいみそ汁や鍋などで食べてみてください。

もちろん、これらの食事に加えて、運動によって血のめぐりをよくすることも、忘れてはいけません。

具体的には、血流を意識して毎日30分から1時間は歩くことをおすすめします。それでもハードルが高いということであれば、家にいるときは座る時間よりも立つ時間を増やす、歯磨きをしながら足踏みをする、電車ではかならず立ってかかとを少し上げるなど、地道な努力を積み重ねることでも足腰を鍛えることができます。これらは、血のめぐりがよくなるだけでなく、骨も丈夫になるのでおすすめです。

【閉経について】

閉経は、女性の更年期における、身体の変化の最たるもの。

閉経すると腎《じん》の力が弱まりますから、自然と、皮膚や粘膜のうるおいも失われる傾向にあります。そのため、尿道が縮こまって過敏になり、膀胱炎になりやすくなったり、あるいは頻尿になったりします。また、人によっては膣《ちつ》のうるおいが減るため、性交痛に悩まされる人も少なくありません。女性ホルモンの低下によって「瘀血《おけつ》」（p251参照）と呼ばれる状態に陥ることも。閉経がドロドロ血の原因となるのです。

これらを予防するためには、皮膚や粘膜をみずみずしく保つ前提として、身体中に滞りなくサラサラとした血が流れていることが重要です。

対策としては、次のようなうるおいの元となる食材や、血流対策には「活血化《かっけつか》瘀《お》」という効能を持つ食材がうってつけです。

〈うるおいの元となる食材〉

- 貝類
- れんこん
- ごま
- 長いも
- はちみつ
- 豆乳
- 豆腐

〈血の流れをよくする食材〉

- 小豆
- 黒豆
- 小松菜
- にら
- パセリ
- クランベリー
- タラ
- サフラン

また、この場合も食事だけでなく、軽い運動をして血をめぐらせたり、身体を冷やさないよう、意識的に心がけることが大切です。

生理痛

月経トラブルは人それぞれ。原因を見極め、適切な対策を。

女性は、一生のうち約４５０回もの月経を経験するとされています。月経期間を仮に７日前後として計算すると、なんと、女性は９年弱ほどの時間を月経期間として過ごすことになり、この期間をいかに快適に過ごすかということは、女性にとって非常に大切なことなのです。

中医学が考える正常な月経とは、いわゆる月経痛がない状態。つまり、健康であれば、本来痛みはないということです。また、痛みに加えて、血のかたまりがある、量が多い（少ない）、周期が長すぎる（短すぎる、不安定）などが見られる場合にも、身体の中で何らかのトラブルが起きている可能性があります。これらは、身体の中を流れるエネルギーや、栄養となる血の働きに異常があるために起こるので、生活習慣や食生活の抜本的な見直しが不可欠となります。

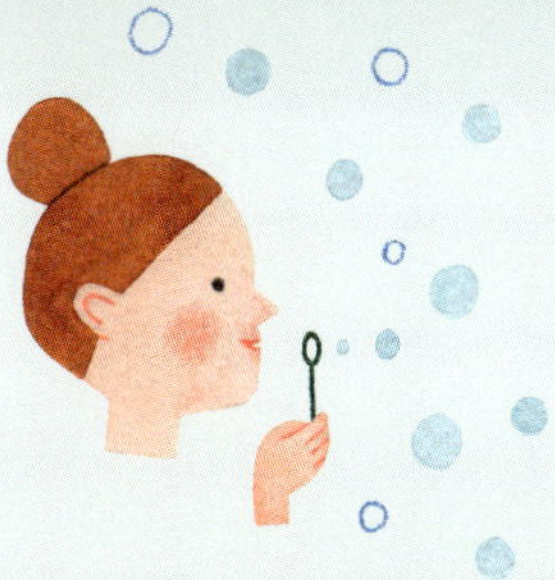

月経トラブルは人それぞれ。何が原因となっているか、きちんと見極めて対処しましょう。

❶冷えタイプ……寒がりでむくみやすい、エアコンの風が苦手、頻尿・軟便・下痢、おりものの量が多い（サラサラ）、など

❷ストレスタイプ……イライラや憂うつが多く感情の波が激しい、月経前にお腹や胸が張って痛む、下痢と便秘をくり返す、など

❸ドロドロ血タイプ……冷えのぼせ、クマやシミができやすい、肩こりや頭痛がある、舌の色や唇、歯ぐきが紫色（黒っぽい）、痔がある、子宮内膜症や子宮筋腫、高脂血症や硬塞《こうそく》があると病院で言われたことがある、など

❹気血《きけつ》不足タイプ……乾燥肌の冷え性、髪にツヤがなくパサパサ、貧血がある、階段を上る程度で動悸がする、月経周期が乱れている、爪が弱い、便秘気味、不安感が強く不眠傾向、など

❶の冷えタイプの月経痛は、身体が冷えると悪化し、温めるとやわらぐ傾向があります。これは、冷えて子宮周辺の血流が悪くなるため。経血が薄い赤色や暗い赤色をしているのも特徴です。対策としては、暖かい服装を心がけること。月経期間中のプールなどは厳禁です。

食生活では、身体を温める作用のある次の食材を積極的に摂りましょう。

〈身体を温める食材〉

- 生姜
- 玉ねぎ
- にんにく
- 鮭
- 牛肉
- 鶏肉
- ごま
- シナモン

❷のストレスタイプの月経痛は、月経前から胸やわき腹、お腹が張って痛むという特徴があり、月経がはじまるとやわらぎます。これは、体内の気のめぐりの

低下によるもので、経血はやや黒っぽいことが多く、ストレスで悪化する傾向も。

このタイプの対策としては、散歩、深呼吸など、ゆったりとした時間を過ごすことです。好きな香りを見つけるのもおすすめ。

食生活では、次のものを取り入れてみましょう。

〈気をめぐらせる食材〉

（香味野菜）
- 春菊
- 三つ葉
- みょうが
- パクチー

など

（柑橘類）
- オレンジ
- みかん

など

（ハーブティー）
- ミント
- バラ
- ラベンダー

など

❸のドロドロ血タイプの月経痛は、とにかく痛みが強いのが特徴。不要になった内膜がスムーズに排出されずドロドロ血が滞り、悪化すると、刺されたような痛みを伴うことも。月経の2日間が痛みのピークで、血の塊が出たあとは楽にな

る傾向にあります。経血はどす黒く、レバー状の塊が混じります。このタイプは、ドロドロ血を改善することが必要。

砂糖の多い食べものはひかえて、次の血のめぐりを促す作用がある食材がおすすめです。

〈血のめぐりをよくする食材〉

- にんにく
- らっきょう
- サンマ
- イカ
- 黒きくらげ
- シナモン
- 黒豆

❹の気血不足タイプの月経痛は、重だるく鈍い痛みがダラダラと続きます。これは血が不足し子宮や卵巣に栄養やエネルギーが届かないために起こります。このタイプは過労を避けて十分な休息をとってください。血をめぐらせる軽い運動

もおすすめです。
次の気や血を補う作用を持った食材を摂りましょう。

〈気や血を補う食材〉

- 山いも
- にんにく
- きのこ
- 羊肉
- 牛肉
- 鶏肉
- レバー
- うなぎ
- エビ
- 牡蠣
- 卵
- 黒豆
- 小豆
- 栗
- くるみ
- 米
- 桃

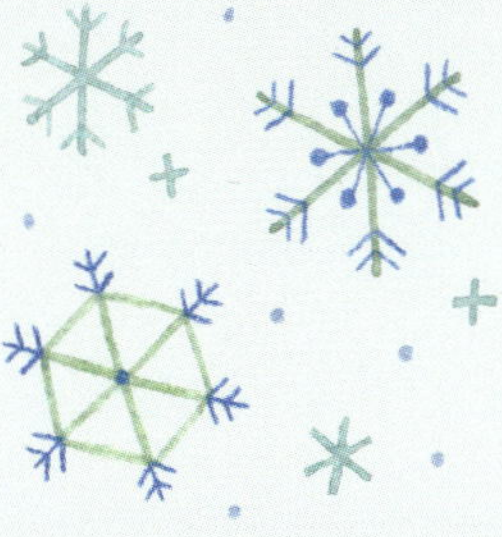

生理不順

判断の難しい生理不順。早めに専門家へ相談を。

月経不順は、体内のエネルギー不足、血の不足、血流の乱れ・滞りに加え、腎《じん》の機能低下が原因。放っておくと不妊症につながる可能性があります。

中医学では、月経の正常な周期を28日前後と考えています。これより7日以上短ければ「月経先期」、反対に7日以上長ければ「月経後期」、あるいは、遅くなったり早くなったりをくり返すものを「月経前後不定期」と呼び、これらが3周期以上続く場合を、「月経不順」として捉えます。

生理不順は、6つのタイプに分けられます。

❶「月経先期」にあたる人で、「基礎体温が全体的に低い」「低温期と高温期の体温差が小さい（0・3度以下）」「高温期が短い（10日未満）」「高温期の体温が低い（不安定）」「低温期が長い（14日以上）」人は、疲れやすいエネルギー不足

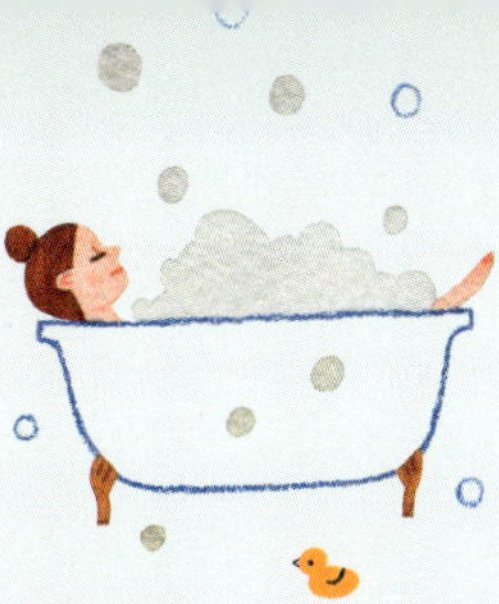

タイプです。気が不足しているがゆえに卵胞から卵子がうまく排卵されず、あるいは体内に血を十分にとどめておけず、周期が短くなってしまうのです。ダラダラと出血が続いたり、月経前に不正出血があったり、排卵後や月経中に下痢や軟便、むくみが見られる傾向があるのも特徴のひとつです。

対策としては、十分な休息と身体を温める食事で元気を蓄えること。エネルギーが流れ出てしまう激しい運動や岩盤浴、ホットヨガ、長風呂などは禁物です。

食事面では、冷たい飲食物や生ものをひかえ、身体を温めて、エネルギーである気を補う、次の食材を摂りましょう。

〈気を補う食材〉

- 玉ねぎ
- ねぎ
- 生姜
- にんにく
- らっきょう
- にら
- 長いも
- いも類
- かぼちゃ
- きのこ
- 鶏肉
- 羊肉
- 米
- 豆腐
- 黒ごま
- 黒豆
- くるみ
- 栗
- ナツメ

❷「月経先期」にあたる人で、「基礎体温が全体的に高い」「低温期の体温が36・5度を超えている」「高温期の体温が37度を超えている」ようであれば、うるおい不足で熱がこもったタイプです。栄養に富む体液が不足し、熱が過剰になった状態のため、卵子が十分に発育できないまま排卵されてしまう傾向にあります。のぼせやほてり、口の渇きや寝汗も特徴のひとつ。

激しい運動や長風呂を避け、うるおいの作られる夜は、早く寝るようにしてください。

食事面では、辛いもの、脂っこいものをひかえ、うるおいを生む食材を摂りましょう。

〈うるおいを生む食材〉

- 冬瓜
- トマト
- 白菜
- ゆり根
- 梅
- スイカ
- 梨
- あんず
- 銀杏
- 緑豆
- 白きくらげ

❸「月経後期」にあたる人で、「低温期が長い（14日以上）」「高温期が短い（10日未満）」人は、栄養を運ぶ血不足タイプ。栄養を運ぶ血が少ないため、卵子が育ちにくく、月経が遅れる傾向があります。立ちくらみ、不眠がち、月経前後に頭痛があるという人もいるでしょう。

このタイプの人は、とにかく目を休めるようにしてください。

食事面では、血を作る食材を積極的に摂り、また、適度に肉類を食べること。

〈血を作る食材〉

- 鶏肉
- レバー
- 卵
- ほうれん草
- にんじん
- 黒きくらげ
- ひじき
- 黒砂糖
- 黒豆
- ナツメ
- プルーン
- レーズン
- クコの実
- 黒ごま
- 落花生
- 松の実

❹「月経後期」にあたる人で、「月経がはじまっても基礎体温が下がらない」「月経中に下がった体温がまた上がる」人は、血のめぐりが悪いタイプになります。血流や血の質が悪くなることで、卵巣や子宮に血（栄養）が十分に届かず、卵子の発育に支障をきたしています。経血にレバー状の塊や粘膜のような塊が混じったり、月経痛がひどく、月経前後に頭痛が見られる傾向も。また、子宮筋腫、子宮内膜症、卵巣嚢腫、卵管周囲の癒着があることも多いので、注意が必要です。とにかく血流が悪くなることを避けるため、ストレッチ、屈伸、深呼吸を定期的に取り入れることで、身体中に血をめぐらせてあげましょう。

食事面では、血をめぐらせる次の食材を意識して摂るようにしてください。

〈身体を温める食材〉

- 生姜
- ねぎ
- にんにく
- らっきょう
- にら
- 玉ねぎ
- トマト
- なす
- 春菊
- アスパラガス
- サバ
- イワシ
- カツオ
- うなぎ
- 納豆

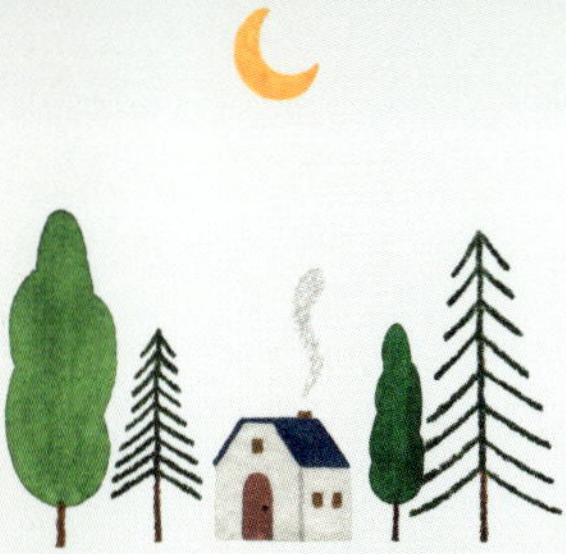

また、冷たいものの飲食は避けて。

❺「月経前後不定期」にあたる人で、「基礎体温の変動が激しい」「低温期から高温期への移行に時間がかかる」「月経痛がひどかったり、月経痛がなかったりする」「ストレスに弱く情緒が不安定」にあてはまる人は、イライラや落ち込みが激しいタイプ。気の流れの滞りが月経リズムを狂わせていると考えられます。精神的なストレスや寝不足、過労によって気の流れが滞ると、ホルモンの分泌が乱れ、月経が不安定になるのです。

このタイプの人は、気のめぐりをよくするために、肩ではなく、お腹で深く呼吸する腹式呼吸を意識するとよいでしょう。また、カラオケもおすすめです。

食事面では、辛いものを避け、香りで気をめぐらせる力を持った次のような食材を摂りましょう。

〈気をめぐらせる食材〉

（ハーブティー）
- ジャスミン
- ミント
- バラ
- 菊の花

など

（香味野菜）
- 三つ葉
- 春菊
- パクチー
- セロリ
- パセリ
- シソ

❻「月経前後不定期」にあたる人で、前項のイライラや落ち込みが激しいタイプにあてはまらなかった人は、腎の弱り自体が、月経不順の原因かもしれません。腎が弱ると、腎に蓄えたエネルギーが不足するため、月経リズムが狂います。

この場合、前項と同じく深くしっかりとした腹式呼吸で、腎に刺激を与えて活性化させることがポイント。なぜなら、腎はホルモンなどに加え、呼吸にも関与しているからです。また、腰を鍛えるスクワットも、腎を鍛えられるのでおすすめです。

食事面では、次のような腎を養う黒いものを摂るとよいでしょう。

〈腎を養う食材〉

- 黒豆
- 黒ごま
- 黒きくらげ
- ひじき
- 黒酢
- 海苔

中医学には「女性は血をもって本と為す」という言葉があります。これは、女性は血をもとになりたっているということ。どんな不調でも、まずはしっかり血を補うよう心がけてくださいね。

性欲減退

性や生殖を司る〝腎〟。しっかり
養生して、若々しく。

中医学では、腎《じん》は人体の成長・発育、そして生殖を司り、ホルモンの分泌、骨や歯、知能、運動系の発達や維持などに関与しながら、人体の生命力の源を蓄える場所とされています。また、身体を温めたり、うるおい成分を蓄えたり、血の生成にも関与するという、大切な役割も担っているのです。

したがって、この腎が弱ると、腰痛や歯の衰えのみならず、精力や知力、体力の低下につながり、一気に身体の衰えを感じるようになります。何もないところでつまずく、疲れてすぐに座りたくなるといった症状があれば、腎に何らかのトラブルが起きている可能性があります。

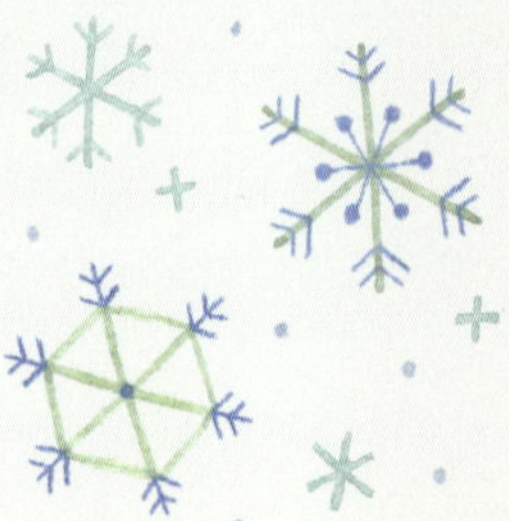

腎が司るもののひとつに、生殖があります。中医学では、「腎は精《せい》を蔵《ぞう》す」と

いいますが、これは、腎が性や生殖に深く関連していることによるものです。したがって、腎が弱れば、自然と性欲も減退していきますし、男性であれば早漏や遺精、男性不妊、女性でも、不妊、更年期障害、閉経が早い、などの症状が見られることがあります。

また、男性の場合、「性欲があるから、腎や精子も元気」というわけではありません。つまり、性欲と精子の状態は、必ずしもイコールではないのです。たとえ性欲があっても、無精子症の人もいますし、精子の数が少ない乏精子症《ぼうせいししょう》の人もいます。当然、妊娠する確率も低くなるでしょう。

実は、セックス過多も、腎が弱る原因のひとつ。このことからも、いかに腎が性と密接な関係にあるか、おわかりになることと思います。

腎を元気にする食材としては、うなぎ、すっぽん、エビ、ナマコ、羊肉、長いも、にら、ぶどう、黒ごま、クコの実、くるみ、栗などが挙げられます。これらを積極的に摂って、腎の養生に努めましょう。

むくみ

水分の取りすぎに注意。〝利水作用〟のある食材がおすすめ。

立ち仕事を終えると、夜には足がむくんでパンパンになっている、指輪がきつくなるというように、むくみは日常的に、多くの人が経験する不調のひとつ。原因は、身体の水分調整機能の不具合です。したがって、湿度の影響を受けやすく、湿度が高くなる梅雨や夏、あるいは秋の台風の時期に「身体が重い、だるい、めまいがする」などの症状が現れる人が多くなります。

以下のような症状に心当たりがある人は、特に注意が必要です。

☑ 身体や手足が重だるい、頭が重い、頭痛、関節が痛む
☑ 便がべっとりとしていて、スッキリしない
☑ 月経血の量が多い（ダラダラ続く）、おりものが多い
☑ 痰《たん》や鼻水が多い
☑ 舌の苔が白色、または黄色で、舌自体の色が見えないほど苔が厚い

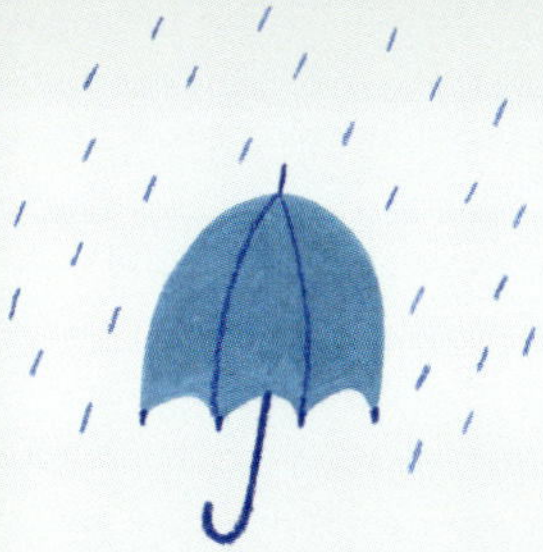

むくみの対処としては、まずは水分の摂りすぎに気をつけ、利水作用のある食べもので身体の湿を追い出すとよいでしょう。きゅうりやスイカなど利水作用のある食べものがおすすめですが、利水作用だけでなく、身体を冷やす食材もあるので、冷え性の人は、なるべく火を通してから口にするようにしてください。

野菜であれば、白菜、アスパラガス、グリーンピース、とうもろこし、冬瓜、セロリ。豆類なら、黒豆、緑豆、小豆、いんげん豆。他にも、メロン、緑豆春雨、ハマグリ、ハトムギなどが利水作用を持つ食材となります。また、とうもろこしのヒゲをお茶にしたものもおすすめです。

生姜や唐辛子、香辛料など、辛いものを食べて発汗し、余分な水分を出すのもよいでしょう。中医学では、胃腸の働きを担う脾胃《ひぃ》が、体内の水分代謝を行うと考えるため、米やナッツ類、キャベツ、山いも、かぼちゃなど、脾胃（消化系）の働きを助ける食材もおすすめ。

足がつる

足がつる原因は3つ。自分のタイプを見極めて、対策を。

足がつる原因を中医学の視点から見ると、血《けつ》が足りていない「血虚《けっきょ》」、うるおいが足りず熱がこもっている「陰虚《いんきょ》」、そして、湿気や寒さによる「血のめぐりの悪化」と、3つに区別することができます。

❶「血虚」……血が不足し、筋肉や組織に栄養が届かないという状態。目がかすむ、手足のしびれ、めまいや立ちくらみ、動悸《どうき》や息切れ、毛が抜けやすい、肌が薄く乾燥しやすい、顔色が悪い、月経の間隔が長く量が少ない、などの症状が見られるようになります。

❷「陰虚」……体内をめぐり、うるおいと栄養を与える体液である「陰」が不足して熱がこもった状態。ほおが赤い、手足のほてり、のぼせ、寝汗、足腰がだるい、口が渇く、肌が乾燥してかゆい、舌や唇が赤い（色が濃い）などの症状が見られます。

❸「血のめぐりの悪化」……湿気や冷え、風などの自然変化が血のめぐりを悪化させている状態。湿気の多い日、湿度の高い日に足がつる人は、このタイプだと考えられるでしょう。

これらの対策としては、まず大前提として、足を冷やさないようにすることが挙げられます。また、寝不足や目の使いすぎにも要注意。そして、湿気が多い日は除湿機を使うのもおすすめです。

摂りたい食材は、タイプによって異なります。❶の「血虚」の場合は、血を補う力を持ったレバー、豚肉、うずら卵、牡蠣、にんじん、トマト、ほうれん草、プルーン、ナツメ、黒米、黒砂糖、ほうじ茶など。❷の「陰虚」の場合は、うるおいを補ってくれるゆり根、かぶ、イカ、豆腐、梨などの白いもの。その他、豚肉、鴨肉、ハマグリ、トマト、きゅうり、メロン、ミントティー、緑茶。❸の「血のめぐりの悪化」の場合は、生姜、にんにく、らっきょう、シナモンなどがおすすめです。

眼精疲労

日付が変わる前に寝ることが、あらゆる目の不調に効果的。

スマホやテレビを見すぎたり、仕事でパソコン作業を長時間続けると、目が充血し、目の奥が凝り固まったように重くなって痛む、という声をよく聞きます。目の充血も、目の奥の鈍痛も、主な原因は目の使いすぎ。つまり、眼精疲労です。目を使いすぎると、目だけでなく周囲の筋肉も疲労しますから、こめかみの痛みや張り、肩こり、頭痛といった症状が出ることもありますし、乾燥してドライアイになることも。

中医学では、目は肝《かん》に蓄えられている「血《けつ》」によって栄養とエネルギーが補われ、ものを見ることができると考えています。目を使いすぎると血を消耗するため、肝は栄養不足に陥ってしまいます。これら多岐におよぶ目の不調に関して、まずは、日付が変わる前に寝ることが大切。目に栄養とエネルギーを与える肝は、

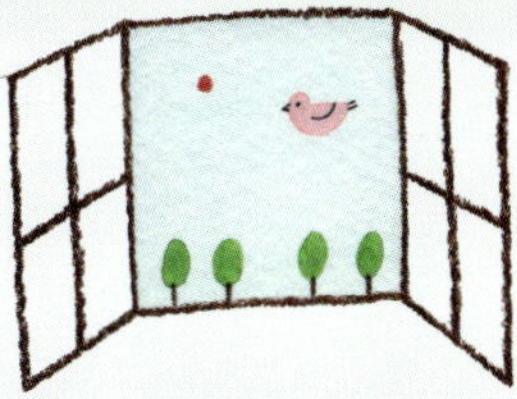

その作業を夜間、私たちの睡眠中に行うためです。凝り固まった目や周囲の筋肉をほぐすには、こめかみから後頭部にかけてマッサージをしたり、濡らしたタオルを電子レンジで30秒ほど温めた、ホットタオルもおすすめです。

また、目のショボショボとした乾燥・ドライアイには、身体のうるおい成分を補う、にんじん、クコの実、ほうれん草、オクラ、黒豆、ブルーベリーなどの食材を積極的に摂るといいでしょう。そして、目の奥の鈍痛には、長時間同じ姿勢をとらないよう心がけてください。せめて1時間に1回は、ゆっくりと目を閉じて休ませ、肩や首をまわし、しっかりと血行を促すようにしましょう。

ただし、目の充血はストレスが原因となる場合もあります。中医学でストレスは肝に熱がこもると考えるので、その状態を改善するためにも、菊の花やミント、グレープフルーツなどのハーブティーや柑橘類など、熱を冷ましながら気のめぐりをよくするものを摂るようにしてみてください。このほか、こもった熱を冷ますごぼうやゴーヤなどもいいでしょう。

気うつ、気弱

うつはあらゆる不調の原因に。規則正しい食習慣と生活を。

中医学では、「およそ病は、うつにて起こること多し」といわれるほど、うつはあらゆる病気のはじまりと考えられています。感情の起伏が激しい、わけもなく涙が出るなど、いつもと様子が違うことがあれば、それはうつのはじまりかもしれません。

うつとは、体内でエネルギーとなる気《き》、栄養となる血《けつ》、不要物の痰《たん》などがうっ滞した状態となります。つまるところ、うつは心の問題だけでなく、体内で起こるうっ滞などの変化も原因のひとつだと考えているわけです。ですから、気血（エネルギーや栄養）の不足を生み出す、暴飲暴食や偏食は厳禁。うつ対策には、食習慣の見直しと規則正しい生活が不可欠です。

また、中医学では肝《かん》の働きの低下がうっ滞を招き、うつになると考えます。肝の働きが低下すると、気血のめぐりが悪くなるため、次第に身体は弱っていきま

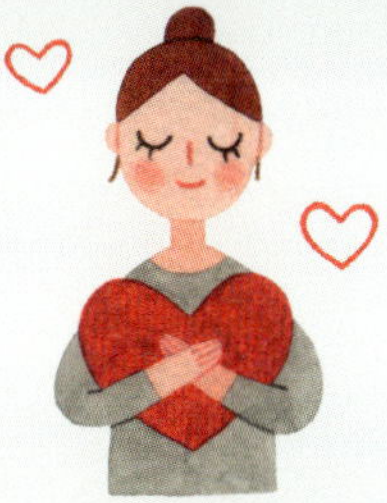

す。そのために、心身ともにさまざまなトラブルが生じるというわけです。
不安症、不眠症、神経症、自律神経失調症、更年期障害など、あらゆる不調がうつに由来するものであると考えます。さらに注意したいのは、気うつ質といって、そもそもうつになりやすい体質があるということです。そうした体質の人は、やせ型で悲観的、神経質な傾向があります。
うつを改善していくためには、第一にストレスを溜め込まない工夫をすること。夜更かしや甘いお菓子、お酒などをひかえて、できるだけ規則正しい食習慣、生活リズムを心がけてください。気分が落ち込みやすい秋冬は、できるだけ太陽の光を浴びるアウトドア時間を増やしましょう。みんなで楽しめるスポーツは、特におすすめです。また、食事面では、パセリ、せり、パクチー、春菊、シソなどの香りのよい野菜を摂るようにしましょう。ちなみに、バラの香りは効果的とされているので、生花を飾ったり、ハーブティーにもうってつけ。逆に、冷たいもの、生ものは避けるようにしてください。

イライラ、怒りっぽい

イライラを慢性化しない。食生活の見直しが改善への道。

肝《かん》は血を貯蔵し、血流量を調節して、自律神経系を含め、身体中のあらゆる生理機能がスムーズに活動できるような役割を担っています。

その肝が変調をきたすと、情緒面ではイライラし、怒りやすくなるという傾向があります。また、面白いところではよくしゃべるようになる人も。もし、なぜかいつもイライラして、よくしゃべるという人がいれば、五臓の肝が弱っているせいかもしれません。

中医学では、イライラの原因として、

❶悩みや欲求が満たされない「心火《しんか》」によるイライラ

❷人間関係などの精神的ストレスや怒りから生まれる「肝火《かんか》」によるイライラ

のふたつに分けて考えます。

見分け方は極めて難しいのですが、いてもたってもいられない、焦り、動悸《どうき》や不安、胸苦しさを感じるような場合は「心火」、カッと頭に血が上るような状態、頭痛、耳鳴りなどがある場合は「肝火」が強いと判断します。

また、そわそわしてなんとなく落ち着かない、ちょっとしたことが気になるというのは、慢性的なイライラによるものかもしれません。この慢性的なイライラは、「心火」や「肝火」に対して、対処を怠ることが原因で起こります。慢性化した「心火」や「肝火」は「痰熱《たんねつ》」という別の熱を生み出し、この痰熱が慢性的なイライラや不眠、吐き気、胸苦しさといった症状として現れます。

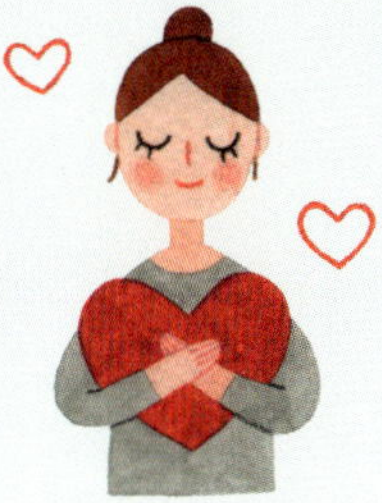

痰熱が原因となる慢性的なイライラには、脂っこいもの、味の濃いもの、甘いもの、お酒をできるだけひかえることが改善への道となります。

そして、次の熱を冷ます食材、

〈熱を冷ます食材〉

- 大根（生）
- 冬瓜
- 春菊
- マッシュルーム
- 梨
- 金柑
- びわ
- ささげ
- 大豆
- 豆腐
- エビ
- ハマグリ
- クラゲ
- 豆乳
- 落花生

（海草類）

- 昆布
- 海苔

など

- 緑茶

などを積極的に摂るようにしてみてください。

また、肝を養うには青（緑）の食べものがよいとされています。

肝を元気にして、精神を安定させるには、

〈精神を安定させる食材〉

- アサリ
- シジミ
- 牡蠣
- イカ
- レバー
- セロリ
- せり
- トマト
- 菊の花
- クコの実

などがおすすめです。

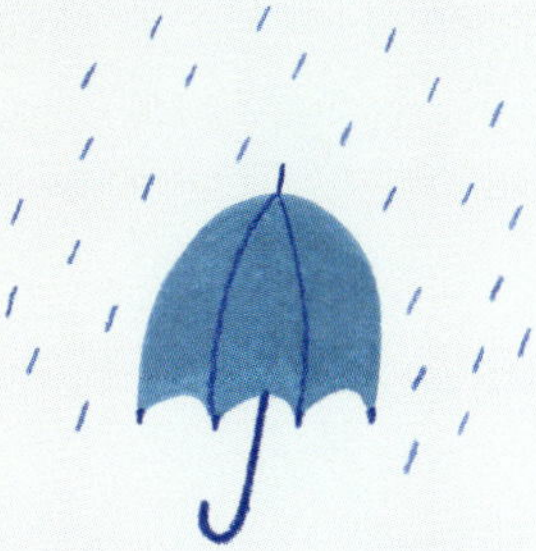

咳・のどの不調

改善ポイントはうるおい。薬膳のデザートで喉をうるおして。

秋口に増えてくる不調が、喉や咳のトラブルです。これらは、乾燥した冷たい風がのどや鼻を痛めることによるもの。

中医学では、その症状からカゼを大きく4つに分けて考えます。そのひとつが、乾いたカゼ。これは、風の邪気《じゃき》の「風邪《ふうじゃ》」が、「燥邪《そうじゃ》」と呼ばれる乾燥した空気を伴って体内に侵入した状態とされています。空咳が出る、少量の痰《たん》がからむ、口が渇く、皮膚が乾燥する、便秘などの症状が見られるようであれば、このタイプだと考えられるでしょう。

この、乾いたカゼの対策としては、とにかくうるおすことが肝心。マスク、加湿器など、乾燥を防ぐ工夫をしてみてください。

また、食材としておすすめしたいのが、ゆり根です。ゆり根は代表的なうるおい補給食材。その効能は高く、生薬《しょうやく》として漢方薬に使用されるほどです。呼吸器系をうるおす作用はもちろんのこと、精神を落ち着ける作用も持つため、咳がひどく寝つけない人に、うってつけの食材です。普段ゆり根を食材として使い慣れない人でも、難しく考える必要はありません。たとえば、お粥にゆり根を入れて少し煮込んだゆり根粥などはいかがでしょうか。

さらに、のどの不調に効果大なのが、梨の薬膳デザート「氷糖燉梨子《ピンタンドゥンリーズ》」。うるおいを生み、渇きをいやして余分な熱を取り、さらには痰を消す効能を持つ梨。この梨に、鼻、気管支、皮膚などにうるおいを与え、咳と痰を止める力を持つ氷砂糖を一緒に蒸したものです。

作り方も簡単。梨のヘタの部分を蓋になるように少し切り、芯をスプーンでくり抜いたあと、そこに氷砂糖3～4個を入れ、蓋をして蒸し器でやわらかく蒸すだけ。絶妙な食感とほどよい甘さで、とてもおいしいデザートですから、熱々のデザートでのどをうるおして、渇きをいやしましょう。

本書の基礎用語

本文中に登場している専門用語をまとめて解説しています。

●中医学

中医学とは、数千年の長い歴史の中で発展してきた中国の伝統医学。中医学の特徴として、私たちの身体は、自然界とさまざまに影響し合っており、身体の内部でもさまざまな部位が影響し合っていると考える「整体観《せいたいかん》」、一人ひとりの体質や症状に合わせた治療を行う「弁証論治《べんしょうろんち》」、養生によって病気を未然に防ぐ「未病先防《みびょうせんぼう》」などがあります。

●五行論《ごぎょうろん》

中医学において、もっとも大切な理論となるのが「五行論《ごぎょうろん》」です。自然界に存在する**「木《もく》、火《か》、土《ど》、金《きん》、水《すい》」**の5つの構成要素と、その特性から成り立つ思想で、それぞれに関連する内臓、色、味覚、感情などがあります。

●五臓《ごぞう》

「肝《かん》、心《しん》、脾《ひ》、肺《はい》、腎《じん》」の5つを、「五臓」といいます。いわゆる「五臓六腑《ろっぷ》」の五臓にあたり、それらが持つ機能を指します。「五行論」における「木、火、土、金、水」は、この「五臓」とつながっており、**木は「肝」**（自律神経、情緒系）、**火は「心」**（循環器系、意思系）、**土は「脾」**（消化系）、**金は「肺」**（内分泌系、水分代謝系）、**水は「腎」**（内分泌

五行相関図

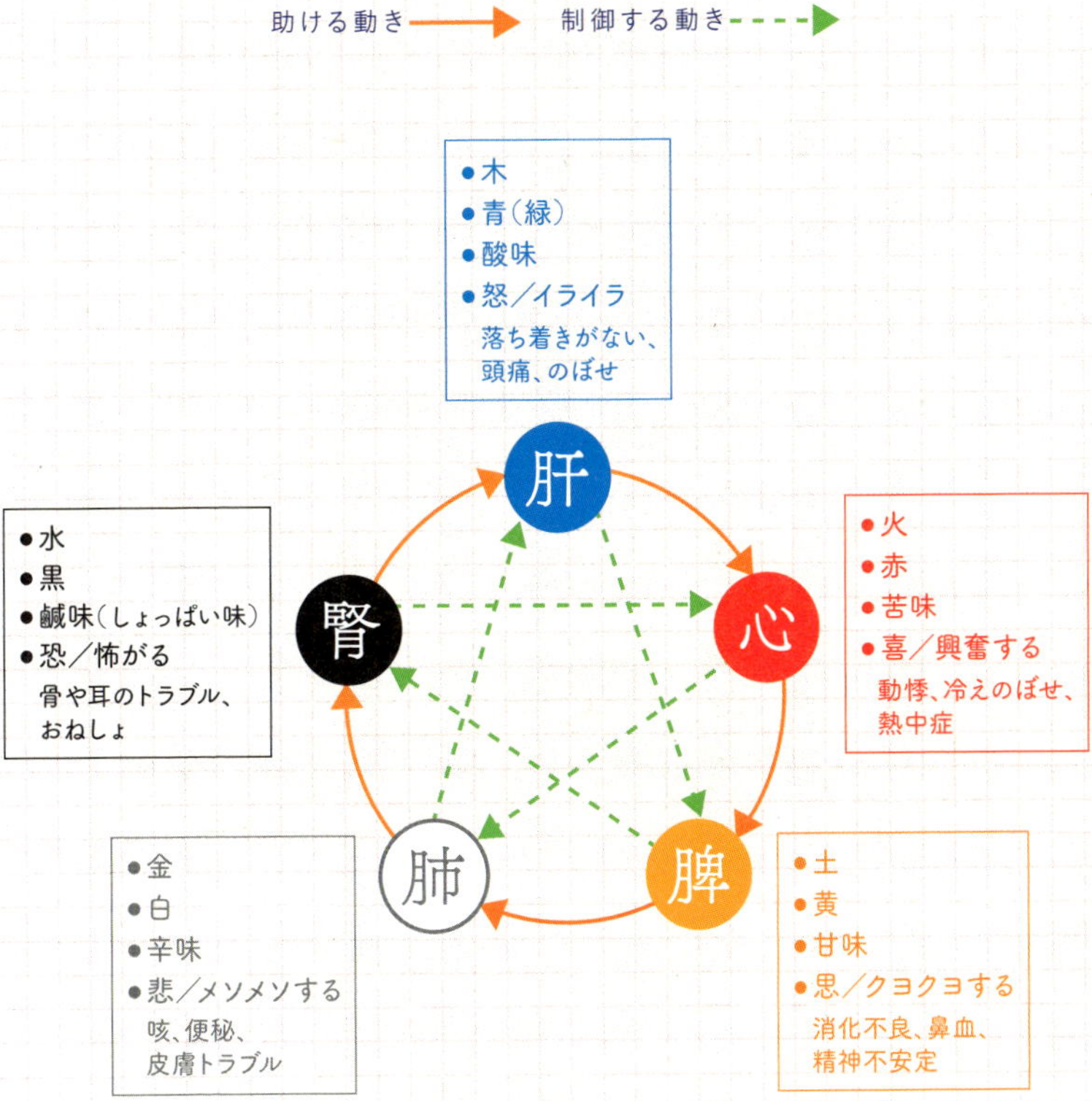
助ける動き
制御する動き
●木
●青(緑)
●酸味
●怒/イライラ
落ち着きがない、
頭痛、のぼせ
肝
●火
●赤
●苦味
●喜/興奮する
動悸、冷えのぼせ、
熱中症
心
●土
●黄
●甘味
●思/クヨクヨする
消化不良、鼻血、
精神不安定
脾
●金
●白
●辛味
●悲/メソメソする
咳、便秘、
皮膚トラブル
肺
●水
●黒
●鹹味(しょっぱい味)
●恐/怖がる
骨や耳のトラブル、
おねしょ
腎

系、水分代謝系）に、それぞれ属します。

この「五臓」ですが、解剖学でいう肝臓、心臓、脾臓、肺、腎臓とは、似て非なるもの。なぜなら、中医学における「五臓」とは、内臓そのものを指すのではなく、「生命活動に必要な働きや機能を５つに分類したもの」であり、より広い機能や概念を表すためです。

「肝」は、栄養分の分解、血の貯蔵、配給のコントロールを担い、自律神経系を介した機能調節、メンタル面の安定などにも関与しています。そのため、肝の変調は、イライラや不安、落ち込み、また下痢や便秘などの症状をもたらします。

「心」は、血を身体のすみずみにめぐらせるポンプ作用、また、精神や意識を安定させる作用を持っています。すべての臓腑を統括《とうかつ》するリーダー的な役割を担うため、心の変調はすべての臓腑の機能低下につながります。息切れ、脈が飛ぶ、顔の色ツヤの悪化などの症状が見られるようになります。

「脾」は、身体のエネルギーや栄養、うるおいとなる「津液《しんえき》」、血、生命力となる「精《せい》」を作り出し、それらを身体中に送り出す働きをしています。また、身体にとって必要なものと不必要なものを分け、水分代謝をし、血液を血管内にとどめる働きも。脾の変調は、食欲低下、軟便、下痢、疲労、だるさ、鼻血が出やすい、アザができやすいといった症状をもたらします。

「肺」は、新鮮な空気を取り入れ、全身に送り出す働きをし、うるおいや栄養分の運搬や分配にも関与しています。また、皮膚や粘膜などのバリア機能や免疫とも深く関係しています。肺の変調は、咳、ぜんそく、アトピー性皮膚炎、じんましん、花粉症などの症状をもたらします。

「腎」は、人体の成長や発育、生殖を司り、ホルモンの分泌や、骨や歯、知能、知覚、運動系の発達と維持に関与しています。また、身体を温め、血を生成し、うるおい（水分）の貯蔵庫としての役割も。腎の変調は、腰痛、足腰の弱り、筋肉や骨の衰え、精力、知能、体力の低下などの症状をもたらします。

●五色《ごしき》

「五行論」に基づく5つの色「青（または緑）、赤、黄、白、黒」を「五色」といいます。たとえば、「肝」の機能を高めるためには、五色において同じカテゴリーに属する青（または緑）色の食材を積極的に摂るとよい、とされています。他にも、「心」の機能を高めるためには赤色の食材、といった具合です。

●五味《ごみ》

「五行論」に基づく5つの味**「酸、苦、甘、辛、鹹《かん》（しょっぱい味）」**を「五味」といいます。もともとは味そのものを指す言葉でしたが、現在では食材が持つ効能によって分類されています。

「酸味」は、自律神経の働きを整え、体液を体内にとどめたり、出すぎるものを止めたり、ストレスを解消する作用があります。

「甘味」は、胃腸の働きを助け、痛みや緊張を緩和し、疲れを取る作用があります。

「辛味」は、肺や呼吸器の機能を強め、発汗を促し、気血をめぐらせ、身体の中にある寒気や熱、湿気を追い出す作用があります。

「苦味」は、余分な熱を冷まし、不要なものを排泄、体内の余分な水分や老廃物を除去する作用があります。また、興奮をしずめる作用も。

「鹹味（しょっぱい味）」は、硬いものを柔らかくし、便通を促す作用があります。

●五性《ごせい》（五気《ごき》）

「五行論」に基づく、食べものが持つ5つの性質「寒、涼、温、熱、平」を、「五性（五気）」といいます。その食べものを食べたときに、体内で身体を温めるか、冷ますか、あるいは寒熱《かんねつ》のかたよりが起こらないか、によって分類されており、「寒、涼、温、熱」のいずれにも属さず、かたよりのないものが平性となります。

「寒、涼」は、身体を冷やし、余分な熱をとる作用のほか、興奮を鎮静する作用があります。「温、熱」は、身体を温め、気血をめぐらし、新陳代謝を高める作用があります。

●体質

中医学では、「五行論」に基づいて体質を分類します。細かく分類するとその数は無数ですが、代表的な種類には、以下のようなものがあります。

「気虚《ききょ》」……気《き》（エネルギー）が不足しているタイプ。免疫力が低下しがちなため、疲れやすい、カゼを引きやすい、冷え性、食欲不振や胃もたれ、下痢などの症状が見られます。

「気滞《きたい》」……気のめぐりが悪くなっているタイプ。精神面では、イライラしたり、落ち込んだり、情緒が不安定になる、身体面では、お腹にガスが溜まったり、片頭痛などの不調が起きたりします。

「血虚《けっきょ》」……血《けつ》が不足しているタイプ。動悸《どうき》や息切れ、肌が乾燥しやすい、顔色が悪い、目がかすむ、手足のしびれなどの症状のほか、女性であれば生理不順などのトラブルも現れやすくなります。

「瘀血《おけつ》」……血のめぐりが悪くなっているタイプ。ドロドロ血は、頭痛や肩こり、関節炎を引き起こすほか、目のクマやしみ、そばかすが出やすい、女性であれば生理痛も起きやすくなります。

「陰虚《いんきょ》」……陰《いん》（体内をめぐり、うるおいを行き渡らせる体液）が不足しているタイプ。手足のほてりやのぼせ、寝汗、口が渇きやすい、肌が乾燥してかゆい、などの不調が見られます。

「痰湿《たんしつ》」……体内の水分代謝が悪くなり、余分な水分が溜まっているタイプ。身体が重だるい、めまい、吐き気などの症状が出やすく、むくみが生じて肥満になりやすいタイプでもあります。

心と身体に優しい、
ゆるゆる漢方生活。

自分を大事に
ゆっくり生きましょう。

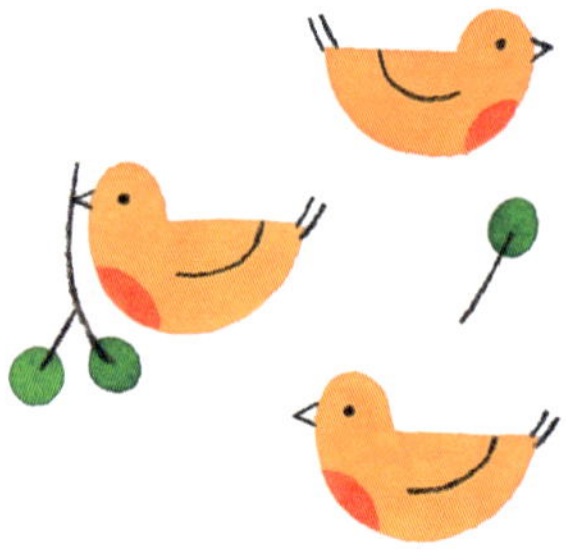

あとがき

私たちは日々、朝起き、活動して、食べて、夜になったら眠っていますが、この日常の何気ないことたちが、私たちの身体を作り、ひいては健康に大きく関わっています。

中医学では、この小さなことの積み重ねが、結果として人生の豊かさに関与することを自然と私たちの暮らしを重ねあわせることで解決していくことができると考えています。その一部、ほんの一部分ではありますが、私が知り得る範囲で、何気ない日々の「こと」に少しプラスして、生活の質を高める方法を書きました。

春は「発生」の季節だから、若葉が育つようにのびのびと過ごそう。夏は「繁栄」の季節だから活動的に過ごすのがよい。そして秋は「収斂」で、穏やかに閉じていくように過ごし、冬は「閉蔵」で、蔵を閉じてその蓄えを春にむけて守っていく時期だから、しっかり栄養補給して、休もう。

と、そうすることが、今と未来の健康を守れる秘訣だと考え、その実践方法を何百年、何千年という時間をかけて見出したわけです。

四季が豊かな日本の気候風土。春夏秋冬様々な表情があり、そのどれもが美しいですね。ただ、季節の移り変わりのときや、夏真っ盛りの暑さや、冬の寒さ、秋の乾燥や、春のソワソワなどでも、ちょっとしんどくなることもありますね。私もあります。

また、頭痛や冷えや不眠や不安やイライラなどなど、生きているといろんな不調が出てきますよね。そしてそれを抱えつつも日々元気に生きていかないといけない事情も多々ありますよね。

そんなときはこの本を開いて、該当するページを、また、読んでみてください。気になる不調は症状別にしてあるので、辞書のように使ってください。

養生は一生です。

ゆるく、続けられる方法で、取り入れられる範囲のことを続けてください。一時に集中してやるよりも、小さいことでも続けることが重要です。冷たいものや甘いものも食べていいし、ジャンクフードを食べてもいい。夜ふかししてもいいです。ただ、放ったらかしにしないで、1週間の間では帳尻が合うように心がけてください。すべてを完璧にこなしてほしいのではなく、各々の生活スタイルに合わせて、できることをできる範囲で取り入れていただければうれしいです。

今日もみなさまの1日がいい日でありますように。

櫻井大典

こころとからだに効く!
櫻井大典先生の ゆるゆる漢方生活

著者 櫻井大典

二〇一九年一一月一八日 初版発行
二〇二〇年一二月一〇日 3版発行

発行者 横内正昭
発行所 株式会社ワニブックス
〒一五〇-八四八二
東京都渋谷区恵比寿四-四-九 えびす大黒ビル
電話 〇三-五四四九-二七一一(代表)
〇三-五四四九-二七一六(編集部)
ワニブックスHP http://www.wani.co.jp/
WANI BOOKOUT http://www.wanibookout.com/

印刷所 凸版印刷株式会社
DTP 株式会社三協美術
製本所 ナショナル製本

本文デザイン 大場君人
イラスト Yeju Koo
(@yejukoo)
校正 麦秋新社
編集 青柳有紀、田中悠香
(ワニブックス)

定価はカバーに表示してあります。

ISBN 978-4-8470-9858-1